全国高等医学教育课程创新
"十三五"规划教材

供临床、预防、基础、口腔、麻醉、影像、药学、检验、护理、法医、生物工程等专业使用

医学机能学实验教程

主　编　邱相君　李玉明
副主编　李洪岩　李文娜　栾海蓉　尚曙玉
编　者　（以姓氏笔画排序）
于　欢　九江学院
任爱红　河南科技大学
李文娜　遵义医科大学珠海校区
李玉明　首都医科大学燕京医学院
李良东　赣南医学院
李洪岩　吉林大学
杨　林　湖北文理学院
杨　亮　南开大学
邱相君　河南科技大学
张子英　内蒙古医科大学
张玉梅　沈阳医学院
张铁山　黄河科技学院
尚曙玉　黄河科技学院
金　戈　甘肃中医药大学
顾　静　甘肃中医药大学
栾海蓉　牡丹江医学院

U0370101

华中科技大学出版社
http://www.hustp.com
中国·武汉

内 容 简 介

本教材是全国高等医学教育课程创新"十三五"规划教材。

本教材共分十八章,共有四部分,第一部分是医学机能学实验的基本知识与技能,第二部分是医学机能学实验各论,第三部分是综合实验、病例分析与机能学虚拟实验,第四部分是医学机能学设计性实验与医学论文的写作。

本书可供临床医学、预防、基础、口腔、麻醉、影像、药学、检验、护理、法医、生物工程等专业使用,也可供综合性大学相关学科教师及研究生从事教学和科研参考。

图书在版编目(CIP)数据

医学机能学实验教程/邱相君,李玉明主编.—武汉:华中科技大学出版社,2019.8 (2021.3 重印)

全国高等医学教育课程创新"十三五"规划教材

ISBN 978-7-5680-5522-2

Ⅰ.①医… Ⅱ.①邱… ②李… Ⅲ.①实验医学-医学院校-教材 Ⅳ.①R-33

中国版本图书馆 CIP 数据核字(2019)第 181254 号

医学机能学实验教程

Yixue Jinengxue Shiyan Jiaocheng

邱相君　李玉明　主编

策划编辑:周　琳

责任编辑:汪婷美

封面设计:原色设计

责任校对:曾　婷

责任监印:周治超

出版发行:华中科技大学出版社(中国·武汉)　　电话:(027)81321913

　　　　　武汉市东湖新技术开发区华工科技园　　邮编:430223

录　　排:华中科技大学惠友文印中心

印　　刷:武汉市洪林印务有限公司

开　　本:880mm×1230mm　1/16

印　　张:11

字　　数:300 千字

版　　次:2021 年 3 月第 1 版第 2 次印刷

定　　价:32.00 元

总序

Zongxu

《国务院办公厅关于深化医教协同进一步推进医学教育改革与发展的意见》指出："医教协同推进医学教育改革与发展，加强医学人才培养，是提高医疗卫生服务水平的基础工程，是深化医药卫生体制改革的重要任务，是推进健康中国建设的重要保障""始终坚持把医学教育和人才培养摆在卫生与健康事业优先发展的战略地位。"我国把质量提升作为本科教育改革发展的核心任务，发布落实了一系列政策，有效促进了本科教育质量的持续提升。而随着健康中国战略的不断推进，加大了对卫生人才培养支持力度。尤其在遵循医学人才成长规律的基础上，要求不断提高医学青年人才的创新能力和实践能力。

为了更好地适应新形势下人才培养的需求，按照《国务院办公厅关于深化医教协同进一步推进医学教育改革与发展的意见》《国家中长期教育改革和发展规划纲要（2010—2020 年）》《国家中长期人才发展规划纲要（2010—2020 年）》等文件精神要求，进一步出版高质量教材，加强教材建设，充分发挥教材在提高人才培养质量中的基础性作用，培养医学人才。在认真、细致调研的基础上，在教育部相关医学专业专家和部分示范院校领导的指导下，我们组织了全国 50 多所高等医药院校的近 200 位老师编写了这套全国高等医学教育课程创新"十三五"规划教材，并得到了参编院校的大力支持。

本套教材充分反映了各院校的教学改革成果和研究成果，教材编写体系和内容均有所创新，在编写过程中重点突出以下特点：

（1）教材定位准确，突出实用、适用、够用和创新的"三用一新"的特点。

（2）教材内容反映最新教学和临床要求，紧密联系最新的教学大纲、临床执业医师资格考试的要求，整合和优化课程体系和内容，贴近岗位的实际需要。

（3）以强化医学生职业道德、医学人文素养教育和临床实践能力培养为核心，推进医学基础课程与临床课程相结合，转变重理论而轻临床实践，重医学而轻职业道德、人文素养的传统观念，注重培养学生临床思维能力和临床实践操作能力。

（4）问题式学习（PBL）与临床案例进行结合，通过案例与提问激发学生学习的热情，以学生为中心，利于学生主动学习。

本套教材得到了专家和领导的大力支持与高度关注，我们衷心希望这套教材能在相关课程的教学中发挥积极作用，并得到读者的青睐。我们也相信这套教材在使用过程中，通过教学实践的检验和实际问题的解决，能不断得到改进、完善和提高。

全国高等医学教育课程创新"十三五"规划教材

编写委员会

前言
Qianyan

　　医学机能学实验是将生理学、药理学和病理生理学三门学科实验有机融合而来的新课程。生理学主要研究正常人体功能活动规律，病理生理学研究疾病状况下的机体功能活动规律，而药理学是研究机体与药物相互作用的规律。这三门学科在理论上相互联系，实验方法相似，都是实验性学科，其理论、结论均来自于科学实验。医学机能学实验并不是这三门学科实验的简单叠加，而是将它们有机地整合，这样不仅可以提高仪器设备的使用效率，减少实验教学中的重复建设，而且可以打破以学科为中心的传统课程体系，使学科之间相互交叉、融合，有利于培养学生的实验操作技能和分析解决问题的能力。医学机能学实验主要内容包括：机能学实验常用仪器的基本原理及使用方法、实验动物的选择及局部手术、实验基本操作技术、实验常用溶液的配制、实验设计与数据处理及实验报告的书写等。

　　在基础性和综合性实验中，将生理学、药理学和病理生理学的实验课程进行有机地融合，以达到节约资源和人力、提高教学效率的目的，并进一步编写了设计性实验和虚拟仿真实验，以适应培养创新型人才的要求。本书共有四部分，第一部分是医学机能学实验的基本知识与技能，第二部分是医学机能学实验各论，第三部分是综合实验、病例分析与机能学虚拟实验，第四部分是医学机能学设计性实验与医学论文的写作。本书保持了原有的机能学实验特征，即实验以活体或组织器官为研究对象；同时又突出对传统的实验方法及教学方式的改革，尽可能应用先进的实验设备进行教学，做到尽量在同一动物上观察生理现象、病理生理改变及药物对这些改变的影响；并进一步在设计性实验中体现和检验教学效果，达到有效培养学生创新能力和科研思维的目的。这样的内容既能体现学科的特点，又注意了学科间的相互融合，力求层次清楚、内容循序渐进，让学生的综合能力和科学素养在系统分析中得以提高。

　　本书是一本规范的实验学教科书，可供临床医学、预防、基础、口腔、麻醉、影像、药学、检验、护理、法医、生物工程等专业使用，也可供综合性大学相关学科教师及研究生从事教学和科研参考。本书由全国多所高等医学院校专家共同编写而成，得到了各位编者的精心编著、审阅和指导，得到了华中科技大学出版社和成都泰盟软件有限公司的大力支持，在此一并表示感谢。由于编者水平有限，书中不足与错误实属难免，希望能得到同行专家和广大师生的批评指正。

邱相君　李玉明

目录

Mulu

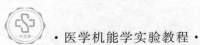

第一章 绪 论

第一节 医学机能学实验概述

一、概述

医学机能学实验是将生理学、药理学和病理生理学三门学科实验有机融合而来的新课程。生理学主要研究正常人体功能活动规律,病理生理学研究疾病状况下的机体功能活动规律,而药理学是研究机体与药物相互作用的规律。这三门学科在理论上相互联系,实验方法相似,都是实验性学科,其理论、学说和各种结论均来自于科学实验。医学机能学实验并不是这三门学科实验的简单叠加,而是将他们有机地整合,这样不仅可以提高仪器设备的使用效率,减少实验教学中的重复建设,而且可以打破以学科为中心的传统课程体系,使学科之间相互交叉、融合,有利于培养学生的实验操作技能和分析解决问题的能力。

人们对疾病的认识首先要从人体正常的生理功能开始,随后了解疾病的病理生理过程,继之研究药物的作用及其作用机制。机能实验课力求通过对生理现象的观察、病理动物模型的构建和药物的救治,以及实验过程中各种生理、病理现象的观察与处理等,使广大学生在独立思考、细致观察、综合分析等实际工作能力方面得以训练和提高。

医学机能学实验主要内容包括:机能学科实验常用仪器的基本原理及使用方法;实验动物的选择及局部手术;实验基本操作技术;实验常用溶液的配制;实验设计与数据处理及实验报告的书写等。

机能学实验常常选择动物为实验对象,常用的实验方法有离体组织、器官实验,在体组织、器官实验,急性实验和慢性实验等。离体组织、器官实验是从活着的或刚处死的动物体上取出要观察的组织或器官,尽可能维持其生存并使其在一定时间内保持生理功能,而后进行实验研究。例如:为观察心脏的生理特性和药物对其的影响,可取动物的离体心脏或部分心肌为材料;当观察神经本身的生物电活动时,可取动物离体神经,置于适宜的实验环境下,记录其生物电现象。并且可用细胞分离和培养技术进一步观察细胞各种微细结构的功能和细胞内物质分子的各种物理化学变化,以阐明生命活动的基本规律及疾病和药物对生命活动的影响。在体组织、器官实验是在麻醉或毁损动物脑组织使其失去知觉的条件下,进行在体解剖暴露的组织器官实验。例如,观察迷走神经对心脏活动的作用时,可解剖暴露动物颈部迷走神经并开胸暴露心脏,用电刺激迷走神经,观察、记录心脏的活动,或观察药物对迷走神经及心脏的作用。同样,观察某些药物对血流动力学影响时,可直接将导管插入心脏或血管记录其变化等。在体实验不同于离体器官实验,在整体情况下,所观察到的器官活动,受身体多种因素的影响;所观察到的作用,不一定是药物直接作用于该组织器官的结果。离体与在体组织、器官实验结果往往是互补的,有利于进一步分析生理因素的相互作用。急性实验和慢性实验是按实验时间长短来区分的。急性实验时间一般只观察几个小时,最多一两天;而慢性实验时间可长达几个星期、几个月甚至更长。

实验研究的步骤大体可分为三个阶段：确立命题并提出工作假说，制订研究方案并开展研究，分析实验结果并从中得出结论。确立命题就是要提出所要研究和解决的疑难问题。工作假说是假设的答案，有了假说才能着手研究。工作假说是研究者智慧和知识的体现，要进行卓有成效的研究，必须扩大我们的知识面，提升我们的智慧。确立命题并提出工作假说，就是制订实验方案和开展具体的实验研究，所制订的方案应尽量严谨、方法可靠，这样得出的结果才可信。结论是实验结果的逻辑延伸，是对实验结果的理论认识，是通过对结果的分析、综合、归纳、演绎等逻辑推理总结出来的规律。

二、发展趋势

随着现代教育技术与数字网络技术的发展，慕课（MOOCs）、小规模限制性在线课程（SPOC）、微课、翻转课堂、模拟仿真等教学模式开始进入医学教育中，如何建设在线医学实验课程成为医学教育面临的重要挑战。应用数字和网络技术深化医学实验教学改革成为医学教育的迫切需要，目前，以传统机能学实验和现代数字网络技术为基础的机能虚拟仿真实验已作为新的实验教学方法被应用，这代表着实验教学的发展方向。

（一）虚拟实验教学理念及特点

1. 虚拟实验教学理念　虚拟实验教学是指以计算机硬件平台为基础，利用计算机软件技术，构建系统的虚拟实验模型，基于面向对象的模块化和层次化的设计思想，采用软硬件相结合的方式，通过控制相关实验硬件和物理设备形成虚拟实验系统环境，并利用网络技术实现虚拟实验系统的远程登录与协作，实验者可自行参与实验并设计和开发实验项目的实验教学方式。虚拟实验是以激发学生兴趣和创新意识为目的，在传授知识和技能的基础上培养学生提出问题、解决问题的能力，即学生通过虚拟实验操作回答、解决提出的问题，并在虚拟交互式实验环境中获得相关的知识和技能。虚拟实验与传统实验的关系是以"实"为主，"虚""实"结合。虚拟实验只是作为传统实验的补充和辅助，在实验教学中要占有适当的比例，但不可完全替代传统实验。

2. 虚拟实验教学的特点

（1）开放性与交互性　利用虚拟实验教学资源，实验者可通过互联网技术平台，实现远程学习，还可设定实验内容、选择实验时间，不受地理和时间限制，在校园内或家中通过用户名和密码登录系统即可完成实验项目。虚拟实验采用互动教学模式，利用网上交互操作，记录跟踪学生的学习情况，了解和掌握虚拟实验中心的应用情况，真正起到促进学生学习的目的。此外，实验者通过观看实验演示或模拟操作，可激发其自主学习的主动性和积极性。

（2）资源共享、节约经费　国家级虚拟仿真实验教学中心建设的主导思想就是教学资源校校共享、校企共享。即以 Internet 为基础构建支持远程网络访问的虚拟仿真实验教学管理和共享平台，并开放部分网上内容，根据学校需要实现学校以及社会的资源共享。虚拟实验无需实验动物、试剂和耗材，无需繁重的实验准备工作，可以节约实验经费和人力资源。目前，机能实验教学基本是 4～5 人为一组，很难达到教学评估中要求的 2 人为一组的标准，而虚拟实验教学采用单人单机模式，解决了实验场地、仪器设备缺乏的问题。

（3）低风险　部分传统实验具有危险性，若实验操作者疏忽则容易对操作者造成危害。如对有毒有害的试剂操作不当时可能会损伤操作者的皮肤和组织，对实验动物捉拿、麻醉操作不规范时可能会咬伤实验者。而虚拟实验无任何危险，有毒有害、污染环境和破坏性实验都可在虚拟实验中完成。

（二）机能虚拟实验室发展方向

目前，国内机能虚拟实验大多采取单项实验项目形式，内容相对固定、浅显，交互性与真实

NOTE

性还有待完善,且难以反映现实实验的复杂性。因此,进一步开发适用于高等医学院校的"机能虚拟实验"教学软件、建立机能虚拟实验室十分迫切。首先,应鼓励医学院校建立国家级虚拟仿真实验教学示范中心,其平台应具备信息化、高仿真和满足教学需求三个方面的特征。要具有自主或合作研发的虚拟仿真实验教学资源,要建立支持远程网络访问的管理和共享平台,实现校校共享、校企共建。其次,应制订机能虚拟实验课程标准,建立合理的考核评价体系,并推行使用者付费等方式以利于在线教学平台的可持续发展。再次,理想的机能虚拟实验系统应具有可供学生自由选择的虚拟实验空间,学生可自己设计实验项目,选用合适的仪器、材料和技术进行虚拟实验,而且这种虚拟仿真自主设计实验应围绕要解决的科学问题,尽可能反映新技术、新进展,尽量实现 3D 场景。

虚拟实验室虽具备诸多优点,但因其缺乏实验中的"真实感",并不能完全代替真实实验。学生在实验中的真实操作对于训练其实验技能是非常重要的。因此,真实实验与虚拟实验都是医学机能实验教学中不可或缺的组成部分,在教学过程中需将两者有机结合,发挥"虚""实"结合的作用,有效提高机能实验教学的效果。

第二节　医学机能学实验基本要求

一、目的

医学机能学实验的主要目的是通过了解机能学实验的任务、内容、研究方法与发展,加强学生对机能学实验基本知识的认识,重点培养学生基本技术和基本技能,增加学生自己动脑、动手的机会,培养学生基本的科研素质,激发学生独立思考和创新意识,培养学生的科学思维和探索发现的能力。

通过该课程的学习应掌握常用实验仪器的原理及使用方法;掌握常用实验动物的选择和局部手术操作;掌握常用实验溶液的配制方法;学会实验资料的收集、整理和数据处理;学会对实验结果的分析、整理和实验报告的正确书写。从而提高对机能学科知识的进一步理解,提高解决实际问题的能力,提高科学思维的能力,培养对科学工作严谨求实的作风。

二、任务

1. 承担教学任务　承担医学相关专业学生的生理学、病理生理学和药理学三门课程的实验课教学任务,培养学生的动手操作技能和创新能力。

2. 承担培养中青年师资的任务　积极开展青年教师授课竞赛和教学竞赛等活动,努力提高授课质量与授课能力。组织机能学实验室全体老师进行系列讲座,营造浓厚的学习氛围。加强与兄弟院校间实验教学的学术交流,密切关注国内、外实验室建设的最新动态,不断加强自身建设,敢于创新。

三、要求

本课程是一门主要以动物为研究对象的实验教学课程。教学方式是在教师的指导下,由学生自己动手完成有关的实验。要求学生实验前必须预习,明确实验目的,了解实验内容与方法,考虑实验中的实验步骤以及应注意的事项。实验中应认真操作,仔细观察实验现象并加以分析,做好原始记录,正确处理实验数据,分析实验结果,并得出准确可靠的结论。实验过程中应遵守实验室纪律,注意安全,保持实验室整洁。

（一）实验前

仔细阅读实验教材,复习相关学科的理论知识,了解实验目的、原理。充分理解实验方法和操作步骤。预测实验结果以及在实验中可能出现的问题,设计好实验结果记录的方式。

（二）实验时

按照实验步骤认真操作,正确捉拿实验动物和使用仪器,准确计算所用药量。正确安装连接实验设备,将实验器材妥善摆放,做到有条不紊地进行各项操作。认真、仔细地观察实验过程中所出现的现象,准确、及时、客观地记录实验结果;不允许实验后凭记忆补记实验结果。根据所学学科内容,分析实验结果及该结果的意义。尽量找出出现非预期结果的原因。注意爱护公共财物,节约实验材料。

（三）实验后

整理实验结果,认真填写实验报告,总结实验成功的经验与失败的教训。整理实验器材,将所需清洁的器械冲洗干净,按要求摆放整齐。正确处死动物,将动物及其他废物放到指定地点,做好实验室卫生,注意门、窗、水、电安全。

第三节　实验报告的书写

一、实验报告的含义及其重要性

实验报告是指把某项实验的目的、方法、结果等内容如实地记录下来,又经过整理而写出的书面报告,是完成一项实验后的全面总结,它可使同学们对实验过程中获得的理论知识和操作技能进行全面的总结,将感性认识提高到理性认识。一份好的实验报告应记录明确的实验目的、可靠的实验方法、取得的结果和对实验结果进行综合分析得出的正确结论。同时,还应指出尚未解决的问题和实验尚需注意的事项。

书写实验报告的过程是用所学基础医学的基本理论对实验结果进行分析综合、将逻辑思维上升为理论的过程,也是锻炼学生独立分析和解决问题、准确地进行科学表达的过程。因此,实验报告的书写能使学生在专业知识、自学能力、思维能力、研究能力、表达能力和科学态度等方面都得到培养训练和提高。

二、实验报告的书写格式

实验报告要求结构完整、文字简练、条理清楚,并注意科学性和逻辑性,实验报告有固定的格式。其格式如下:

姓名:　　　　　班级:　　　　　组别:　　　　　日期:

实验名称:

实验目的:

实验对象:要写明实验对象的种类、体重。

实验方法、步骤:

实验结果:

分析及讨论:

结论:

三、怎样写好实验报告

（一）实验名称

实验名称：实验报告的题目。

（二）实验目的、原理

实验目的主要是通过实验验证有关学科的理论或某些结论及所要达到的预期结果。实验原理指所设计的实验方案的可行性理论依据。目的和原理的文字应书写简明，写明观察什么，探讨什么问题。

（三）实验内容

1. 实验对象 实验中所用的生物标本的来源、制作和预处理；各种仪器设备名称、规格型号；药品或试剂的名称、生产厂家；动物名称、种系、品系、选择标准与动物特征（如性别、年龄、身长、体重、健康状况等）、数量等逐项说明，交代清楚。

2. 实验方法、步骤 包括观察指标、手术、标本的制作过程、记录的手段和方法，以及实验所使用的装置、实验条件等。要按实验时实际操作程序和具体情况，真实而详细地记录，以反映实验进行的实际过程，使他人能清楚了解实验过程。其表达形式可采用文字按序号逐一描述，也可列表或绘出操作流程图、箭头图来表述。

3. 实验结果 实验结果指实验材料经实验过程加工处理后得到的结果。它是结论的依据，是实验报告的核心。其内容包括：①实验过程中所观察到的各种现象，包括看到的定性、定量结果，动态变化过程及最终结果。②实验所测得的全部原始数据、图像，包括实验数据的计算过程、公式和单位。需要统计学处理时，也应说明其处理过程和结果。

实验结果的表达方式，可按不同类型的实验结果选用不同的表达方法。如计算要写出计算公式、计算过程、计算结果，并标出计算单位，数据要有一定的精确度；数据结果可用图表来表示。结果以照片表示时，要求主题明确、背景简洁、重点突出、层次分明。对定性实验结果，可用"－""＋""＋＋""＋＋＋"等表示。

只有认真观察、准确记录，严格按照操作步骤认真操作，才能得出可信的实验结果。实验课不是对前人的实验进行简单的重复，切忌用理论推导结果代替实验，特别是实验结果与前人不一致时，更要仔细观察、认真分析、寻找原因。绝不可伪造或与别人比对数据后更改实验数据。为了避免发生错误和遗漏，必须根据实验观察的记录加以整理，随后写出实验结果。

4. 分析及讨论 讨论就是针对实验所观察到的现象与结果，联系理论知识，对实验结果进行分析和解释。主要包括：阐明由实验结果说明有关的理论和概念；指出实验结果或结论的意义；分析个人在本次实验中的失误、误差或总结个人本次实验成功的经验和体会；指出需要进一步探讨的问题，对实验的改进意见或建议等。

5. 结论 结论是本实验所发现或所能证明的问题，要求结论简单明了、证据充分。

（邱相君 李玉明）

第二章　实验动物的基本知识

　　实验动物(laboratory animal)是根据实验或研究的需要,有目的、有计划地进行人工饲养繁殖及科学培育,并对其携带的微生物、寄生虫实行控制的实验对象。它们来源于野生动物,但具有表型均一、种系明确、遗传背景清楚、对实验研究的反应性基本一致等特征,主要用于科学研究、教学、生产、检定等方面。随机选用适量的实验动物,就可取得精确的实验测试数据和结果,并具有可重复性。

第一节　实验动物的种类

　　所有哺乳动物甚至整个动物界的生命活动,特别是一些最基本的生命活动过程都有一定的共性,这是可采用动物来进行医学实验的依据;但不同种属的动物在解剖生理特征及对相同刺激或相同观察因素的反应上又存在着不同的特点或个性反应。因此,熟悉和掌握实验动物的种属差异及特点,选择合适种类的动物进行实验研究,对于动物实验顺利进行及取得准确而有价值的结果非常关键。

一、常用的实验动物种类及特点

(一) 蟾蜍(toad)和青蛙(frog)

　　两者均属两栖纲无尾目,蟾蜍属蟾蜍科,青蛙属蛙科。它们的幼体形似小鱼,用鳃呼吸,成体尾巴消失,在陆地上生活,用肺呼吸;雄蛙头部两侧各有一个鸣囊(蟾蜍无鸣囊)。蟾蜍背部皮肤上有许多疣状突起的毒腺,可分泌蟾蜍素,其眼后的椭圆形耳腺分泌的毒液最多。蟾蜍比青蛙在捕捉和饲养等方面更简便,因此在实验中用途较广。蟾蜍发情时间为4日至4周,每年2月下旬至3月下旬发情一次,产仔1000~4000个,寿命10年。雄性蟾蜍背部有光泽,前肢的大趾外侧有一直径约1 mm的黑色突起,称为婚垫,捏其背部时会叫,而雌性蟾蜍没有这些特点。

　　蟾蜍和青蛙是机能学实验教学中常用的动物。它们的离体组织和器官维持短期存活所需条件比较简单,其心脏在离体情况下仍能有节律地搏动较长时间,常用于观察心脏的生理功能或致病因素对心脏的直接作用等。其坐骨神经腓肠肌标本常用于观察外周神经的生理功能及药物对外周神经、横纹肌或神经肌肉接头的作用等。整体蛙还可用来做脊髓休克、脊髓反射和反射弧的分析实验。蛙舌和肠系膜是观察炎症和微循环变化的良好标本。此外,蛙类也可用于水肿和肾功能不全的实验。

(二) 小鼠(mouse)

　　小鼠属哺乳纲啮齿目鼠科。品种最多,实验常用的昆明种(KM)小鼠皮毛呈白色,眼睛呈红色,是小鼠的白化(albino)品种。小鼠性情温顺,胆小怕惊,喜群居在较暗的安静环境中,其体小娇弱,不耐冷热,不耐饥饿,对环境的适应性差,对外来刺激极为敏感,对多种毒素、病原体和致癌物质具有易感性。小鼠体型小,易于饲养管理。6~7周龄时性成熟,性周期4~5天,妊娠期 19~21 天,一年产 6~10 胎,每胎产仔 8~15 个,属于全年多发情性动物,生育期一年,寿命 2~3 年。雄性小鼠可见阴囊内睾丸下垂,热天尤为明显,外生殖器与肛门之间的距离长,两者间有毛生长;雌性小鼠外生殖器与肛门之间的距离短,两者间无毛生长,能见到一条纵行的沟,成熟雌鼠的腹部可见乳头。由于小鼠繁殖周期短、产仔多、生长快、饲料消耗少、价格低廉、温顺易捉、操作方便等特点,因此在医学实验中被广泛使用。特别适合于需要大量动物的实验,如药物筛选、半数致死量测定和药物的效价比较等,还可用于制作各种实验性疾病的病理模型。此外,在各种药物和疫苗等生物鉴定工作中也很常用。

(三)大鼠(rat)

大鼠属哺乳纲啮齿目鼠科。大鼠性情较凶猛,易激怒,抓捕时易咬手。大鼠抗病力较强,但对营养物质如维生素、氨基酸的缺乏较敏感,可以发生典型症状。大鼠不能呕吐,无胆囊,无汗腺,尾巴为散热器官。大鼠繁殖力强,2 月龄时性成熟,性周期 4 天左右,妊娠期 20 天,一胎产仔 8 个左右,为全年多发情性动物,寿命 3~4 年。大鼠较小鼠体大,又具有小鼠的其他优点,所以对需要做较大体型的实验,用大鼠比较合适,如离体心脏灌流、直接记录心室内压等。另外,大鼠对许多药物的反应常与人类一致,尤其是对人类致病的病毒、细菌等非常敏感。因此,大鼠被广泛用于高级神经活动、心血管、内分泌、实验性肿瘤及营养、肝胆的生理和病理等方面的研究。由于大鼠价格较便宜,所以某些实验(如缺氧、失血性休克、败血症、心功能不全等)可用大鼠代替家兔而不影响实验结果,但实验技术的操作难度较家兔略大。

(四)豚鼠(cavy)

豚鼠又称天竺鼠、荷兰猪。属于哺乳纲啮齿目豚鼠科,其性情温顺、胆小,喜群居生活在清洁、干燥和安静的环境中。豚鼠对生存环境的变化敏感,抵抗力差,但对缺氧环境耐受力强,听觉发达。其对多种病原微生物敏感,对抗生素、药物和毒物敏感。豚鼠分为短毛、长毛和刚毛 3 种。短毛种豚鼠的毛色光亮,繁殖快,生长迅速,抵抗力强,饲养管理要求低,可用于实验。长毛和刚毛两种豚鼠对疾病非常敏感,不宜用于实验。豚鼠常用于听力实验、传染病研究、超敏反应研究、药物和毒物实验,也可用于构建过敏性休克、钾代谢障碍、酸碱平衡紊乱等疾病模型。其血清可为免疫学实验提供补体。

(五)家兔(rabbit)

家兔属哺乳纲啮齿目兔科,草食性哺乳动物。家兔性情温顺,胆小怕惊,喜安静、清洁、干燥、凉爽的环境,耐寒冷但不耐潮湿、炎热,听觉、嗅觉灵敏。雄性家兔可见阴囊及睾丸,有突出的外生殖器,雌性家兔没有这些特征,但腹部可见乳头。家兔胸部的纵隔将胸腔一分为二,心包膜将心脏单独隔出,因此做心脏手术时如果不破坏纵隔,它可以正常呼吸而不必进行人工辅助呼吸。颈部有单独的减压神经分支。耳朵大,血管清晰可见,便于注射或取血。家兔抵抗力强,术后不易发生感染,但家兔系食草动物,在消化系统方面与人相差很远,此外家兔缺乏咳嗽和呕吐反射,所以不适用于这些实验的研究。另外,家兔心血管系统比较脆弱,手术时易发生反射性衰竭。家兔为刺激性排卵,雌兔每半个月发情排卵一次,每胎产仔 7~10 个,寿命 8 年。家兔在机能学实验中应用广泛,常用于机体多种生理功能及药理学观察,能复制多种病理过程和疾病,如水肿、缺氧、发热、炎症、电解质或酸碱平衡紊乱、失血性休克、DIC、动脉粥样硬化、心功能不全、呼吸功能不全和肝功能不全等。目前常用的品种有大耳白兔、青紫蓝兔和新西兰白兔。

小鼠、大鼠和家兔的常用生理生化指标的正常值见表 2-1。

表 2-1　小鼠、大鼠和家兔的常用生理生化指标

	小鼠	大鼠	家兔
心率(平均,次/分)	600	328	205
收缩压(清醒,kPa)	12.7～14	11～16	12.7～17.3
呼吸频率(平均,次/分)	163	86	51
通气量(mL/min)	24	73	1070
血红蛋白(g/L)	100～190	120～175	80～150
红细胞($\times10^{12}$/L)	7.7～12.5	7.2～9.6	4.5～7.0
白细胞($\times10^{9}$/L)	4.0～12.0	5.0～25.0	6.0～13.0
血小板($\times10^{9}$/L)	15.7～26.0	10～30	26～30
总血量(占体重%)	8.3	7.4	8.7
血清 K^+(mmol/L)	—	3.8～5.4	2.7～5.1
血清 Na^+(mmol/L)	—	126～155	155～165
血清 Cl^-(mmol/L)	—	94～110	92～112

二、实验动物的品系

由于遗传变异和自然选择的作用,即使是同一种属的动物,也有着不同品系的差别,经过杂交,使不同个体之间在基因型上千差万别,表现型上也参差不齐。这种离散倾向有利于动物群体对外部环境变化的生存适应,但却不利于医学实验和科研的进行。因为同一种属不同品系的动物在某些方面的生物学特性的差异可以相当显著,而医学实验研究需要有可比性、可重复性,最后才可能保证有科学性。不同实验室用同种动物进行同一类型实验,有时结果却不同,这往往是由于所用动物的品系不同所致,因此实验动物品系不同就难以保证实验结果的科学性。从遗传学、微生物学、营养学和环境生态学等方面进行严格控制而培育的同一品系的实验动物,它们生物学特性的差异就较小,对施加的实验因素的反应性就会比较均一,可以用较小的样本取得较好的结果。实验动物的品系主要以下述两种方式分类:

(一)按遗传学特点分类

1. 近交系动物(inbrid strain animal)　指采用 20 代以上的全同胞兄弟姐妹或亲子(子女与年轻的父母)进行交配而培育遗传基因纯化的品系,曾经也称为"纯种"动物。应用最广的近交系动物是小鼠。迄今已培育成 300 多个品系,常用的如 BALB/C、C3H/He 和 C57BL/6 等。近交系动物的特点是同一种群内不同个体所有同源染色体的相对位置都具有相同的基因,应用近交系动物可增加实验结果的精确性和可重复性。

2. 杂交群动物(hybred strain animal)　称杂交一代动物(first filial generation)或系统杂交性动物,简称 F1 动物。是指由两个不同品系近交系动物杂交所产生的第 1 代动物。这类动物既有近交系动物的特点又获得了杂交群动物体格健壮、生命力旺盛、抗病力强的优点,能获得具有与近交系动物同样的实验结果。

3. 封闭群动物(closed colony animal)　又称远交群,是指在同一血缘品系内随机交配繁殖、经 5 年以上培育而形成的相对维持同一血缘关系的种群。此类动物的个体间具有一定的遗传差异,易大量繁殖,被广泛用于鉴定性实验。例如,常用的封闭群动物有昆明小鼠、新西兰白兔、Wistar 大鼠和 Sprague-Dawley(SD)大鼠等。

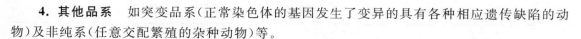

4. 其他品系 如突变品系(正常染色体的基因发生了变异的具有各种相应遗传缺陷的动物)及非纯系(任意交配繁殖的杂种动物)等。

（二）按微生物学特点分类

1. 普通级动物(conventional animal) 普通级动物是指在一般自然环境中饲养、未经积极的微生物控制的带菌动物。其价格低，适用于一般性实验和教学。

2. 清洁级动物(clean animal) 清洁级动物又称最低限度疾病动物，指采用屏障系统，在无菌、恒温、恒湿的条件下，用无菌饲料饲养的动物。这种动物不携带人兽共患病或动物烈性传染病的病原体，不携带对动物危害大或对研究干扰大的病原体。

3. 无特定病原体动物(specific pathogen free animal，SPF 动物) 这类动物可带有非特定的微生物和寄生虫，是无传染病的健康动物。此类动物在医学领域应用广泛。

4. 无菌动物(germ free animal) 无菌动物是指机体内外不带有任何可检测出的微生物或寄生虫的动物。此类动物在自然界并不存在，必须用人为的方法培养。一般将临产前的健康动物处死，按无菌手术进行剖腹取出宫内动物，将产出的动物在无菌(其中还包括饲料、饮水、空气)、恒温、恒湿条件下饲养。

5. 悉生动物(gnotobiotic animal) 悉生动物是给无菌动物接种已知的一种或数种微生物，并在无菌条件下继续培育饲养的动物。这种动物的肠道内有一种或数种已知的菌群，可合成某种氨基酸或微生物，比无菌动物的生命力强、易饲养。可用于微生物学或免疫学的研究，如研究微生物与微生物之间、微生物与宿主之间、微生物与寄生虫之间的相互关系等，也可用于克山病等的研究。

第二节 实验动物的选择

医学机能学实验研究选用何种动物，是一个必须认真考虑的问题。尽量能用最少的动物数达到最大的准确度、最好的稳定性和可重复性。因此，要根据不同实验的目的、内容和特点选用符合要求的动物。

一、实验动物的选择应遵循以下几个原则

（1）选用与人的机能、代谢、结构及疾病特点相似的实验动物。

（2）选用对实验敏感或患有人类疾病的动物。

（3）选用解剖、生理特点符合实验目的和要求的动物。

（4）选用与实验设计、技术条件、实验方法及条件相适应的动物。

（5）选用有利于解释实验结果的动物。

（6）选择符合《实验动物管理条例》的合适动物。

二、实验动物的选择条件

动物对外界刺激的反应存在个体差异，为了减小实验误差，在选择实验动物时应考虑动物的年龄、体重、性别、健康状况、生理状态以及等级等。

1. 年龄、体重 实验动物的寿命各不相同，所以在选择动物年龄时，应注意对各种实验动物之间、实验动物与人之间的年龄相对应，以便进行分析和比较。实验动物的年龄与体重一般呈正比关系，所以可以根据体重估算年龄(表 2-2 至表 2-4)。急性实验宜选用成年动物，慢性实验可选择年幼动物。减小同一批实验动物的年龄和体重差异，可以增加实验结果的可比性。

表2-2　小鼠年龄与体重的关系

年龄/d	体重/g	年龄/d	体重/g
10	4	70	25
20	8	80	27
30	14	90	28
40	18	100	30
50	22	120	32
60	24		

表2-3　大鼠年龄与体重的关系

年龄/d	体重/g	年龄/d	体重/g
20	18	140	216
40	40	160	228
60	80	180	240
80	130	200	250
100	165	220	260
120	196		

表2-4　大耳白兔年龄与体重的关系

年龄/d	雄性体重/g	雌性体重/g	年龄/d	雄性体重/g	雌性体重/g
30	510	530	210	3200	3510
60	1170	1180	240	3400	3990
90	1710	1790	270	3500	4240
120	2380	2470	300	3630	4380
150	2650	2880	330	3660	4460
180	2890	3150	360	3730	4550

2. 性别　实验表明,不同性别的动物对同一致病刺激的反应或对药物的敏感性不同,如给大鼠注射麻醉剂(戊巴比妥钠)时,雌性动物的敏感性为雄性动物的2.5~3.8倍。而在心脏缺血再灌注损伤实验中,雄性大白鼠比雌性大白鼠更容易成功。因此,如实验对动物性别无特殊要求时,宜选用雌雄动物各半,若已证明有性别影响时,最好选用同一性别的动物进行实验。通常可根据征象进行动物的性别判定。

(1)哺乳动物的性别辨认方法见表2-5。

表2-5　哺乳动物性别判定的征象

项目	雄性	雌性
体型	体大,躯干前部较发达	体小,躯干后部较发达
性征	有性器官突起,有明显阴囊	无性器官突起,乳头较明显
其他	肛门和外生殖器距离较远,小鼠的肛门与生殖器之间长毛	肛门和外生殖器距离较近,小鼠的肛门与生殖器之间有一无毛小沟

(2)蛙类的性别辨认方法　雄性蛙类前趾蹼上有棕黑色的小突起,雌性没有;提起动物

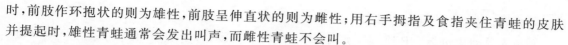

时,前肢作环抱状的则为雄性,前肢呈伸直状的则为雌性;用右手拇指及食指夹住青蛙的皮肤并提起时,雄性青蛙通常会发出叫声,而雌性青蛙不会叫。

3. 健康状况 动物的健康状况对实验结果的正确与否有直接影响。动物处于衰弱、饥饿、疾病的情况或存在于气候寒冷、炎热等环境时,实验结果很不稳定。健康状况不好的动物,不能用于实验。

哺乳类动物健康的一般判定方法如下。

（1）一般状态:发育良好,眼睛明亮有神,喜活动,反应灵敏,食欲良好。

（2）毛发:被毛浓密有光泽且紧贴身体,无脱毛、蓬乱的现象。

（3）皮肤:无创伤、脓疡、疥癣、湿疹。

（4）头部:姿势端正,眼结膜无充血,眼、鼻、耳无分泌物流出,不打喷嚏。

（5）腹部:不膨大,肛门区清洁,无稀便或分泌物。

（6）爪趾:无溃疡,无结痂。

4. 生理状态 动物的生理状态如妊娠期、哺乳期等对实验结果影响很大,所以实验不宜采用处于特殊生理状态的动物。

5. 等级 目前我国将医学实验动物分为普通级动物、清洁级动物、无特定病原体动物（SPF 动物）和无菌动物四级。各级动物具有不同特点,分别适用于不同目的的实验研究。实验中最常用的动物为无菌动物、SPF 动物和普通级动物,表 2-6 列举了这三种实验动物的特点。

表 2-6 不同级别实验动物的特点比较

实验项目	无菌动物	SPF 动物	普通级动物
传染病与寄生虫	无	无	有或可能有
实验结果	明确	明确	有疑问
应用动物数	少数	少数	多
统计价值	好	可能好	困难
自然死亡率	很低	低	高
长期实验存活率	约 100%	约 90%	约 40%
实验的准确设计	可能	可能	不可能
实验结果的讨论价值	很高	高	低

第三节 实验动物的保护

实验动物是为人类的健康和发展做出贡献和牺牲的生命体,人类在利用的时候应该予以善待。为保护实验动物,国家科学技术部于 2006 年 9 月 30 日发布了《关于善待实验动物的指导性意见》,基本内容摘要如下。

《实验动物管理条例》的制定在于提高实验动物管理工作的质量和水平,维护动物的福利,促进人与自然和谐发展,适应科学研究、经济建设和对外开放的需要。

所谓善待实验动物,指在饲养管理和使用实验动物过程中,要采取有效措施,使实验动物免遭不必要的伤害、饥渴、不适、惊恐、折磨、疾病和疼痛,保证动物能够实现自然行为,受到良好的管理与照料,为其提供清洁、舒适的生活环境,提供充足的保证健康的食物、饮水,避免或减轻疼痛和痛苦等。

　　善待实验动物包括"3R"原则，实现科学、合理、人道地使用实验动物。"3R"原则包括：①减少（reduction）：是指如果某一研究方案中必须使用实验动物而没有可行的替代方法，则应把使用动物的数量降低到实现科研目的所需的最小量。②替代（replacement）：是指使用低等级动物代替高等级动物，或不使用活着的脊椎动物进行实验，而采用其他方法达到与动物实验相同的目的。③优化（refinement）：是指通过改善动物设施、饲养管理和实验条件，精选实验动物、技术路线和实验手段，优化实验操作技术，尽量减少实验过程对动物机体的损伤，减轻动物遭受的痛苦和应激反应，使动物实验能得出科学的结果。

　　应用过程中善待实验动物的要求如下。

　　（1）实验动物从业人员须得到必要的培训和学习，动物实验实施方案设计合理，规章制度齐全并能有效实施；使用实验动物的组织和个人必须取得相应的行政许可。

　　国家开始实施资格允许制度，只有通过培训而且获得动物实验资格证书的人员，才能从事动物实验的工作。使用实验动物进行研究的科研项目，应制订科学、合理、可行的实施方案。该方案经实验动物管理委员会（或实验动物道德委员会、实验动物伦理委员会等）批准后方可组织实施。

　　（2）实验动物应用过程中，应将动物的惊恐和疼痛减少到最低程度。实验现场避免无关人员进入。

　　（3）在对实验动物进行手术、解剖或器官移植时，必须进行有效麻醉。术后恢复期应根据实际情况进行镇痛和有针对性的护理及饮食调理。

　　（4）保定（为使动物实验或其他操作顺利进行而采取适当的方法或设备限制动物的行动，实施这种方法的过程叫保定）实验动物时，应遵循"温和保定，善良抚慰，减少痛苦和应激反应"的原则。保定器具应结构合理、规格适宜、坚固耐用、环保卫生、便于操作。在不影响实验的前提下，对动物身体的强制性限制宜减少到最低程度。

　　（5）在不影响实验结果判定的情况下，应选择"仁慈终点"（是指在实验过程中，选择动物表现疼痛和压抑的较早阶段为实验的终点），避免延长动物承受痛苦的时间。

　　（6）处死实验动物时，须按照人道主义原则实施安死术（是指用公众认可的、以人道的方法处死动物的技术。其含义是使动物在没有惊恐和痛苦的状态下安静地、无痛苦地死亡）。处死现场，不宜有其他动物在场。确认动物死亡后，方可妥善处置尸体。猿类灵长类动物原则上不予处死，实验结束后单独饲养，直至自然死亡。

（杨　林）

第三章　动物实验的基本操作技术

第一节　实验动物的编号、捉拿与固定

一、编号

在动物实验中,为了观察每个实验动物的反应情况,实验动物常需要编号以示区别。编号的方法很多,根据动物的种类、数量和观察时间长短等因素来选择合适的标记方法。标号时应保证号码清楚、耐用、简便、易认和适用,常用的方法有如下。

1. 挂牌法　将号码烙压在圆形或方形金属牌(最好用铝或不锈钢的,它可长期使用且不生锈)上,或将号码按实验分组编号烙在动物颈部的皮带上,将此皮带固定在动物颈部。该法适用于狗等大型动物。

2. 打号法　用刺数钳(又称耳号钳)将号码打在动物耳朵上。打号前用蘸有酒精的棉球擦净耳朵,用耳号钳刺上号码,然后在烙印部位用棉球蘸上溶在食醋里的黑墨水擦抹。该法适用于耳朵比较大的动物,如兔、狗等。

3. 针刺法　用七号或八号针头蘸取少量碳素墨水,在动物的耳部、前后肢以及尾部等处刺入皮下,在受刺部位留有一黑色标记。该法适用于大鼠、小鼠、豚鼠等,在实验动物数量少的情况下,也可用于兔、狗等动物。

4. 染色法　是用化学试剂在动物身体明显的地方如被毛、四肢等处进行涂染或用不同的颜色等来区别各组动物,是实验室最常用、最容易掌握的方法。

常用的涂染化学药品有:①涂染红色:0.5％中性红或品红溶液。②涂染黄色:3％～5％苦味酸溶液。③涂染黑色:煤焦油的酒精溶液。④涂染紫色:龙胆紫溶液。

标记时用棉签蘸取上述溶液,在动物体表不同部位涂上斑点,以示不同号码。编好号的原则是:先左后右,从前到后(图3-1)。根据实验分组编号的需要,可用一种化学药品涂染实验动物背部被毛就可以。如果实验动物数量较多,则可以选择两种染料。该方法适用于实验周期短的实验动物,对于处于哺乳期的仔畜也不适合,因母畜容易咬死仔畜或把染料舔掉。

5. 剪毛法　该法适用于大、中型动物,如狗、兔等。方法是用剪毛刀在动物一侧或背部剪出号码,此法编号清楚可靠,但只适于短期观察。

6. 打孔或剪缺口法　可用打孔机在兔耳一定位置打一小孔来表示一定的号码。如用剪子剪缺口,应在剪后用滑石粉捻一下,以免愈合后看不出来。该法可以编1～9999号,此种方法常在饲养大量动物时作为终身号使用。

二、动物的捉拿与固定

动物实验的操作技术方法已成为医学研究和教学工作不可缺少的手段,动物实验的方法是各种各样的,但一些基本的操作技术、方法是一样的,如动物的捉拿、固定、标号、脱毛、麻醉、给药、采血、采尿、急救、处死等。在进行实验时,为了不损伤动物的健康,不影响观察指标,并

防止被动物咬伤,首先要限制动物的活动,使动物处于安静的状态,因此,工作人员必须掌握合理的捉拿固定方法。捉拿动物前,必须对各种动物的一般习性有所了解。操作时要小心仔细、大胆敏捷、熟练准确,动作不能粗暴,不能恐吓动物,同时,要爱惜动物,使动物少受痛苦。因此,掌握动物实验的基本技术、方法已成为科学实验工作者必须熟练掌握的一项基本功。

1. 小鼠的捉拿与固定 小鼠性情较温顺,一般不会咬人,比较容易捉拿固定。通常用右手提起小鼠尾巴将其放在鼠笼盖或其他粗糙表面上,在小鼠向前挣扎爬行时,用左手拇指和食指捏住其双耳及颈部皮肤(图3-2),将小鼠置于左手掌心,无名指和小指夹其背部皮肤和尾部,即可将小鼠完全固定。在一些特殊的实验中,如进行尾静脉注射时,可使用特殊的固定装置进行固定,如尾静脉注射架或粗的玻璃试管。如要进行手术或心脏采血时应先行麻醉再操作,如进行解剖实验则必须先行无痛处死后再进行实验。

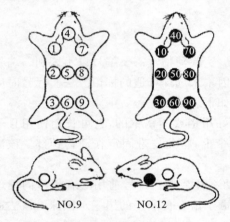

图 3-1 大鼠和小鼠标号图示

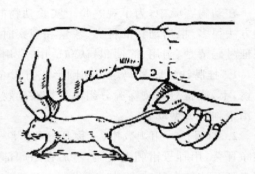

图 3-2 小鼠捉拿方法

2. 大鼠的捉拿与固定 大鼠的门齿很长,在捉拿方法不当导致大鼠受到惊吓或激怒时,易将操作者手指咬伤,所以,不要突然袭击式地去抓它,取用时应轻轻抓住其尾巴后提起,置于实验台上,用玻璃钟罩扣住或置于大鼠固定盒内,这样即可进行尾静脉取血或注射。如要进行腹腔注射或灌胃等实验操作时,实验者应戴上棉纱手套(有经验者也可不戴),右手轻轻抓住大鼠的尾巴向后拉,但要避免抓其尖端,以防尾巴尖端皮肤脱落,左手抓紧鼠两耳和头颈部的皮肤,并将大鼠固定在左手中,右手即可进行操作(图3-3)。

3. 豚鼠的捉拿与固定 豚鼠性情温和,胆小易惊,一般不易伤人。捉拿时必须稳、准、迅速。先用手掌扣住鼠背,抓住其肩胛上方,将手张开,用手指环握颈部,另一只手托住其臀部,即可轻轻提起、固定(图3-4)。

在实验动物频繁挣扎时,此方法不宜使用。因为操作者的拇指、食指会越抓越紧而引起实验动物窒息。另外,有时可用纱布将豚鼠头部轻轻盖住,操作人员轻扶其背部或者让其头部钻到实验人员的臂下,然后进行实验操作。

4. 家兔的捉拿与固定 家兔比较驯服,但脚爪较锐利,应避免家兔在挣扎时抓伤皮肤。常用的捉拿方法是先轻轻打开笼门,勿使其受惊,随后手伸入笼内,从头前阻拦它跑动。然后一只手抓住家兔的颈部皮毛,将家兔提起,用另一只手托其臀部,或用手抓住背部皮肤提起来,放在实验台上,即可进行采血、注射等操作。

因家兔耳大,故人们常误认为抓其耳可以提起,或有人用手挟住其腰背部提起均为不正确的操作。在实验工作中常用兔耳作采血、静脉注射等用,所以家兔的两耳应尽量保持不受损伤。家兔的固定方法有盒式固定和台式固定。

(1)盒式固定 适用于采血和耳部血管注射。

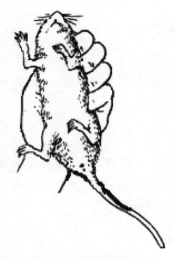

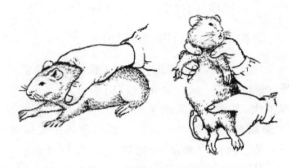

图 3-3 大鼠捉拿方法　　　　　　图 3-4 豚鼠的捉拿方法

（2）台式固定　适用于测量血压、呼吸和进行手术操作等。固定方法具体如下。

①头部固定：常使用特制的头夹，将兔颈部放在兔头夹半圆形铁圈上，再将嘴套入可调铁圈内，适当套紧后旋紧螺旋，最后将兔头夹固定在实验台的铁柱上；无兔头夹时，可用一寸带将兔的上门齿套住后，再系于铁柱上而将头部固定。

②四肢固定：将四条 30 cm 长的寸带一端打活结，分别套在家兔的四肢腕关节或踝关节上方，另一端分别缚在手术台两侧。绑缚左右两前肢的寸带从动物背后交叉穿过，再压住对侧前肢，分别缚在手术台两侧；两后肢直接固定在手术台两侧。

5.蟾蜍的捉拿与固定　用中指和无名指夹住蟾蜍的前肢，后肢握于手中，食指向下按住蟾蜍头部，拇指按压脊柱，使蟾蜍颈部屈曲，充分暴露枕骨大孔。

枕骨大孔的位置：用探针沿蟾蜍头部正中线轻划，可在约两毒腺中点连线的中点感觉有小的凹陷处，即为枕骨大孔。

在捉拿蟾蜍时，注意不要挤压其两侧耳部突起的毒腺，以免蟾蜍将毒液射到实验者眼睛里。需要长时间固定时，可将蟾蜍麻醉或毁损脑脊髓后，用大头针钉在蛙板上。

6.犬的捉拿与固定　经过驯服的犬的捉拿是很方便的，而未经过驯服的犬性情凶猛，为防止其咬伤操作人员，一般先将犬嘴绑住。注意捆绑松紧要适度（图 3-5）。对实验用犬，如毕格犬或驯服的犬，绑嘴时操作人员可从其侧面靠近并轻轻抚摸颈部皮毛，然后迅速用布带绑住犬嘴；对家养的犬或未经驯服的犬，先用长柄捕犬夹夹住犬的颈部，将犬按倒在地，再绑嘴。如果实验需要麻醉，可先使犬麻醉后再移去犬夹。当犬麻醉后，要松开绑嘴布带，以免影响呼吸。

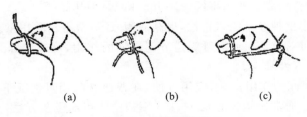

(a)　　　　　　(b)　　　　　　(c)

图 3-5 犬嘴捆绑法

第二节　实验动物的麻醉方法

麻醉的基本任务是消除实验过程中所致的疼痛和不适感觉,保障实验动物的安全,使动物在实验中服从操作,确保实验顺利进行。

一、动物麻醉前的准备与处理

为了使动物实验顺利进行,一般都要在实验前将动物麻醉,只有麻醉顺利,方可使动物保持安静,便于操作。这样得出的数据和研究的结果才是准确、可靠的。而动物实验麻醉的准备和处理工作,是做好麻醉的关键。

1. 麻醉前的准备　麻醉前应做的准备主要措施如下。

(1) 实验前动物禁食,一般禁食 12 h 较好。

(2) 根据实验的情况,主要指大动物实验前可以给一定量的安定剂和阿托品类药物,它可以减轻动物的过度紧张和减少唾液的分泌以利于气管插管的操作。

(3) 根据实验的部位和种类,给予备皮等操作。这样有利于实验的正常开展和麻醉的顺利完成。

2. 麻醉方法的选择　动物麻醉的选择主要根据动物的种类、品系和实验的类型、时间的长短以及实验的要求等。根据麻醉方法和麻醉药品的优缺点,再考虑一下麻醉者本身的经验、理论水平、操作技术能力以及已有的设备条件、急救器材和药品等因素进行全面分析,最后加以确定。

二、常用的麻醉药

1. 常用局部麻醉剂

(1) 普鲁卡因毒性小,是无刺激性的快速局部麻醉药。常用于局部浸润麻醉,用时配成 0.5%～1% 溶液。

(2) 利多卡因见效快,组织穿透性好,常用 1%～2% 溶液作为大动物神经干阻滞麻醉,也可用 0.25%～0.5% 溶液作局部浸润麻醉。

2. 常用全身麻醉剂

(1) 乙醚　乙醚吸入法是最常用的麻醉方法,各种动物都可应用。其麻醉量和致死量相差大,所以其安全性高。但由于乙醚局部刺激作用大,可刺激上呼吸道黏液分泌增加,通过神经反射还可扰乱呼吸、血压和心脏的活动,并且容易引起窒息,因此在麻醉过程中要注意。但总体来说乙醚麻醉的优点多,如麻醉深度易于掌握,比较安全,而且麻醉后动物恢复比较快。其缺点是需要专人负责管理麻醉,在麻醉初期动物出现强烈的兴奋现象,副作用是对呼吸道有较强的刺激作用,因此,需在麻醉前给予一定量的吗啡和阿托品(基础麻醉),通常在麻醉前 20～30 min,皮下注射盐酸或硫酸吗啡(5～10 mg/kg)及阿托品(0.1 mg/kg)。

盐酸吗啡可降低中枢神经系统兴奋性,提高痛阈,还可节省乙醚用量及避免乙醚麻醉过程中的兴奋期。阿托品可对抗乙醚刺激呼吸道分泌黏液的作用,可避免麻醉过程中发生呼吸道堵塞,或手术后发生吸入性肺炎。

(2) 苯巴比妥钠　此药作用持久,应用方便,在普通麻醉用量情况下对动物呼吸、血压和其他功能无多大影响。通常在实验前 0.5～1 h 用药。使用剂量及方法:犬腹腔注射 80～100 mg/kg,静脉注射 70～120 mg/kg(一般每公斤体重给 70～80 mg 即可麻醉,但有的动物要 100～120 mg 才能麻醉,具体用量可根据各个动物的敏感性而定)。兔腹腔注射 150～200

mg/kg。

（3）戊巴比妥钠　此药麻醉时间不长，一次给药的有效时间可延续 $3\sim5$ h，所以十分适合一般手术使用要求。给药后对动物循环和呼吸系统无显著抑制作用。用时配成 $1\%\sim3\%$ 生理盐水溶液，必要时可加温溶解，配好的药液在常温下放置 $1\sim2$ 个月不失药效。静脉或腹腔注射后很快就进入麻醉期，使用剂量及方法：犬、猫、兔静脉注射 $30\sim35$ mg/kg，腹腔注射 $40\sim45$ mg/kg。

（4）硫喷妥钠　为黄色粉末，有硫臭味，易吸水。其水溶液不稳定，故必须现用现配，常用浓度为 $1\%\sim5\%$。此药做静脉注射时，由于药液迅速进入脑组织，故诱导快，动物很快被麻醉。但苏醒也很快，一次给药的麻醉时效仅维持 $0.5\sim1$ h。在时间较长的实验过程中，可重复注射，以维持一定的麻醉深度。此药对胃肠道无副作用，但对呼吸有一定抑制作用，由于其抑制交感神经较副交感神经强，常有喉头痉挛，因此注射时速度必须缓慢。实验剂量和方法：犬静脉注射 $20\sim25$ mg/kg；兔静脉注射 $7\sim10$ mg/kg。静脉注射速度以 15 s 注射 2 mL 左右进行。1% 硫喷妥钠溶液小鼠腹腔注射 $0.1\sim0.3$ mL/只，大鼠 $0.6\sim0.8$ mL/只。

（5）巴比妥钠　使用剂量及方法：犬静脉注射 225 mg/kg，兔腹腔注射 200 mg/kg，鼠皮下注射 200 mg/kg。

（6）氨基甲酸乙酯　此药是比较温和的麻醉药，安全性高。多数实验动物都可使用，更适合于小动物。一般用作基础麻醉，如整个过程都用此麻醉时，动物保温尤为重要。使用时常配成 $20\%\sim25\%$ 水溶液，犬、兔静脉或腹腔注射 $0.75\sim1$ g/kg。但在做静脉注射时必须溶在生理盐水中，配成 5% 或 10% 溶液，每公斤体重注射 $10\sim20$ mL。鼠 $1.5\sim2$ g/kg，由腹腔注射。

以上麻醉药种类虽较多，但各种动物使用的种类多有所侧重。如：做慢性实验的动物常用乙醚吸入麻醉（用吗啡和阿托品做基础麻醉）；急性动物实验对犬、猫和大鼠常用戊巴比妥钠麻醉；对家兔和蛙、蟾蜍常用氨基甲酸乙酯麻醉；对大鼠和小鼠常用硫喷妥钠或氨基甲酸乙酯麻醉。

三、常用的麻醉方法

1. 实验动物全身麻醉方法　麻醉药经呼吸道吸入或静脉、肌内注射，产生中枢神经系统抑制，呈现神志消失、全身不感疼痛、肌肉松弛和反射抑制等现象，这种方法称全身麻醉。其特点为抑制深浅与药物在血液内的浓度有关，当麻醉药从体内排出或在体内代谢破坏后，动物逐渐清醒，不留后遗症。

（1）吸入麻醉法　麻醉药以蒸汽或气体状态经呼吸道吸入而产生麻醉，称吸入麻醉，常用乙醚做麻醉药。吸入法对多数动物有良好的麻醉效果，其优点是易于调节麻醉的深度和较快地终止麻醉，缺点是中、小型动物较适用，对大型动物如狗的吸入麻醉操作复杂，通常不用。

使用乙醚麻醉兔及大、小鼠时，可将动物放入玻璃麻醉箱内，把装有浸润乙醚棉球的小烧杯放入麻醉箱，然后观察动物。开始动物自主活动，不久动物出现异常兴奋，不停地挣扎，随后排出大小便。动物渐渐地由兴奋转为抑制，倒下不动，呼吸变慢。如动物四肢紧张度明显减低，角膜反射迟钝，皮肤痛觉消失，则表示动物已进入麻醉，可行手术和实验操作。在实验过程中应随时观察动物的变化，必要时把乙醚烧杯放在动物鼻部，以维持麻醉的时间与深度。

（2）注射麻醉法　常用的麻醉药有戊巴比妥钠、硫喷妥钠、氨基甲酸乙酯等。大、小鼠和豚鼠常采用腹腔注射法进行全身麻醉。犬、兔等动物既可腹腔注射麻醉，也可静脉注射麻醉。在麻醉兴奋期出现时，动物挣扎不安，为防止注射针滑脱，常用吸入麻醉法进行诱导，待动物安静后再行腹腔或静脉穿刺给药麻醉。在注射麻醉药物时，先用麻醉药总量的三分之二，密切观察动物生命体征的变化，如已达到所需麻醉的程度，余下的麻醉药则不用，避免麻醉过深抑制延脑呼吸中枢导致动物死亡。

2. 实验动物局部麻醉方法　用局部麻醉药阻滞周围神经末梢或神经干、神经节、神经丛的冲动传导,产生局部性麻醉,称为局部麻醉。其特点是动物保持清醒,对重要器官功能干扰轻微,麻醉并发症少,是一种比较安全的麻醉方法。适用于大中型动物各种短时间内的实验。局部麻醉操作方法很多,可分为表面麻醉、区域阻滞麻醉、神经干(丛)阻滞麻醉以及局部浸润麻醉。

（1）表面麻醉　表面麻醉利用局部麻醉药的组织穿透作用,透过黏膜,阻滞表面的神经末梢。在口腔及鼻腔黏膜、眼结膜、尿道等部位进行手术时,常把麻醉药涂敷、滴入、喷于表面上,或尿道灌注给药,使之麻醉。

（2）区域阻滞麻醉　在手术区四周和底部注射麻醉药阻断疼痛的向心传导,称区域阻断麻醉,常用药为普鲁卡因。

（3）神经干(丛)阻滞麻醉　在神经干(丛)的周围注射麻醉药,阻滞其传导,使其所支配的区域无疼痛,称神经干(丛)阻滞麻醉,常用药为利多卡因。

（4）局部浸润麻醉　沿手术切口逐层注射麻醉药,靠药液的张力弥散,浸入组织,麻醉感觉神经末梢,称局部浸润麻醉,常用药为普鲁卡因。在施行局部浸润麻醉时,先固定好动物,用0.5%～1%盐酸普鲁卡因皮内注射,使局部皮肤表面呈现一橘皮样隆起,称皮丘,然后从皮丘进针,向皮下分层注射,在扩大浸润范围时,针尖应从已浸润过的部位刺入,直至要求麻醉区域的皮肤都浸润为止。每次注射时,必须先抽注射器,以免将麻醉药注入血管内引起中毒反应。

四、麻醉效果的观察

动物的麻醉效果直接影响实验的进行和实验结果。如果麻醉过浅,动物会因疼痛而挣扎,甚至出现兴奋状态,呼吸、心跳不规则。麻醉过深,可使机体的反应降低,甚至消失,更为严重的是抑制延髓的心血管活动中枢和呼吸中枢,导致动物死亡。因此在麻醉过程中必须善于判断麻醉程度和观察麻醉效果。判断麻醉程度的指标有以下四个方面。

1. 呼吸　动物呼吸加快或不规则,说明麻醉过浅,若呼吸不规则转变为规则且平稳,说明已到麻醉深度;若动物呼吸变慢,且以腹式呼吸为主,说明麻醉过深,动物有生命危险。

2. 反射活动　主要观察角膜反射和睫毛反射,若动物的角膜反射灵敏,说明麻醉过浅;若角膜反射迟钝,麻醉程度适宜;若角膜反射消失,伴随瞳孔散大,则说明麻醉过深。

3. 张力　动物肌张力亢进,一般说明麻醉过浅;全身肌肉松弛,说明麻醉合适。

4. 皮肤夹捏反应　麻醉过程中可随时用止血钳或有齿镊夹捏动物皮肤,若反应灵敏,则麻醉过浅;若反应消失,则麻醉程度合适。

总之,观察麻醉效果要仔细,上述四项指标要综合考虑。最佳麻醉深度的标志是:动物卧倒、四肢及腹部肌肉松弛、呼吸深慢而平稳、皮肤夹捏反应消失、角膜反射明显迟钝或消失并且瞳孔缩小。在静脉注射麻醉时还要边注入药物边观察,只有这样,才能获得理想的麻醉效果。

五、使用麻醉药的注意事项

给动物施行麻醉术时,一定要注意方法的可靠性,根据不同的动物选择合适的方法,特别是较贵重的大型动物。

1. 麻醉药的用量　麻醉过深会导致动物死亡,麻醉过浅又不能获得满意的实验效果,因此,麻醉时除参照一般标准外,还应考虑个体对药物的耐受性不同,而且体重与所需剂量的关系也并不是绝对成正比的。一般说,衰弱和过胖的动物,其单位体重所需剂量较小,在使用麻醉药过程中,随时检查动物的反应情况,尤其是采用静脉注射,绝不可将按体重计算出的用量匆忙进行注射。

2. 保温　动物在麻醉期体温容易下降,要采取保温措施。做慢性实验时,在寒冷冬季,麻醉药在注射前应加热至动物体温水平。

3. 注射速度　静脉注射必须缓慢,同时观察肌肉紧张、角膜反射和对皮肤夹捏的反应,当这些活动明显减弱或消失时,应立即停止注射。配制的药液浓度要适中不可过高,以免麻醉过急;但也不能过低,以减少注入溶液的体积。

第三节　实验动物的给药途径与方法

在动物实验中,为了观察药物对机体功能、代谢及形态的影响,常需要将药物注入动物体内。给药的途径和方法多种多样,可根据实验目的、实验动物种类和药物剂型、剂量等情况确定。

一、注射给药法

1. 皮下注射　注射时用左手拇指及食指轻轻捏起皮肤,右手持注射器将针头刺入,固定后即可进行注射。注射部位一般小鼠在背部或前肢腋下,大鼠在背部或侧下腹部,豚鼠在后大腿内侧、背部等脂肪少的部位;兔在背部或耳根部注射;蛙可在脊背部淋巴囊注射;犬多在大腿外侧注射。拔针时,轻按针孔片刻,防药液溢出。

2. 皮内注射　此法用于观察皮肤血管的通透性变化或观察皮内反应。如将一定量的放射性同位素溶液、颜料或致炎物质、药物等注入皮内,观察其消失速度和局部血液循环的变化,可作为观察皮肤血管通透性的指标之一。方法:将动物注射部位的毛剪去,消毒后,用皮试针头紧贴皮肤皮层刺入皮内,然后使针头向上挑起并再稍刺入,即可注射药液。注射后可见皮肤表面鼓起一白色小皮丘。

3. 肌内注射　当给动物注射不溶于水而混悬于油或其他溶剂中的药物时,常采用肌内注射。肌内注射一般选用肌肉发达、无大血管经过的部位,多选臀部。

注射时针头要垂直快速刺入肌肉,如无回血现象即可注射。给大鼠、小鼠做肌内注射时,选大腿外侧肌肉进行注射。

4. 腹腔注射　先将动物固定,腹部用酒精棉球擦拭消毒,然后在左或右侧腹部将针头刺入皮下,沿皮下向前推进约 0.5 cm,再使针头与皮肤成 45°角方向穿过腹肌刺入腹腔,此时有落空感,回抽无肠液、尿液后,缓缓推入药液。此法在大鼠、小鼠用的较多。

5. 静脉注射　是将药液直接注射于静脉管内,使其随着血液分布全身,迅速奏效。但排泄较快,作用时间较短。几种动物的静脉注射方法如下。

(1) 小鼠、大鼠的静脉注射　常采用尾静脉注射。鼠尾静脉共有 3 根,左右两侧和背侧各 1 根,两侧尾静脉比较容易固定,故常被采用。操作时,先将动物固定在暴露尾部的固定器内(可用烧杯、铁丝罩或粗试管等物代替),用 75% 酒精棉球反复擦拭使血管扩张,并可使表皮角质软化,以左手拇指和食指捏住鼠尾两侧,使静脉充盈,注射时针头尽量采取与尾部平行的角度进针(图 3-6)。开始注射时宜少量缓注,如无阻力,表示针头已进入静脉,这时用左手指将针和尾一起固定起来,解除对尾根部的压迫后,便可进行注射。如有白色皮丘出现,说明未穿刺入血管,应重新向尾部方向移动针头再次穿刺。注射完毕后将尾部向注射侧弯曲以止血。如需反复注射,尽量从尾的末端开始。一次的注射量为每 10 g 体重 0.1~0.2 mL。

(2) 豚鼠的静脉注射　一般采用前肢皮下头静脉。豚鼠的静脉血管壁较脆,注射时应特别注意。

(3)兔的静脉注射　一般采用外耳缘静脉,因其表浅易固定。注射部位除毛,用 75% 的酒

NOTE

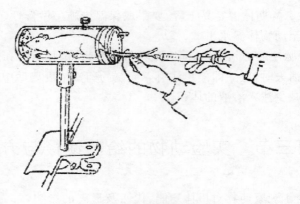

图 3-6　小鼠尾静脉注射方法

精消毒,手指轻弹兔耳,使静脉充盈,左手食指和中指夹住静脉的近心端,拇指绷紧静脉的远心端,无名指及小指垫在下面,右手持注射器,尽量从静脉的远端刺入血管,移动拇指于针头上以固定,放开食指、中指,将药液注入(图 3-7),然后拔出针头,用手压迫针眼片刻以止血。

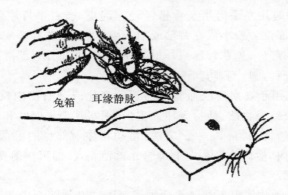

兔箱　耳缘静脉

图 3-7　兔耳静脉注射示意图

(4) 犬的静脉注射　犬的静脉注射多采用前肢外侧静脉或后肢外侧的小隐静脉。注射部位除毛后,在静脉血管的近心端用橡皮带扎紧,使血管充盈,从静脉的远心端将注射针头平行血管刺入,回抽注射器针栓,如有回血,即可放开橡皮带,将药液缓缓注入。

6. 淋巴囊注射　蛙类常采用此法,其皮下有数个淋巴囊,注入药物甚易吸收。腹部淋巴囊和头部淋巴囊常作为蛙类给药途径。一般多选用腹部淋巴囊给药。注射时将针头从蛙大腿上端刺入,经大腿肌层入腹壁肌层,再进入腹壁皮下,即进入淋巴囊,然后注入药液。

二、经口给药法

1. 口服法　把药物放入饲料或溶于饮水中让动物自行摄取。此法的优点在于简单方便,缺点是不能保证剂量准确。一般适用于对动物疾病的防治或某些药物的毒性实验,制造某些与食物有关的人类疾病动物模型。

2. 灌胃法　在急性实验中,多采用灌胃法。此法剂量准确。灌胃法是用灌胃器将所应投给动物的药灌到动物胃内。灌胃器由注射器和特殊的灌胃针构成。小鼠的灌胃针长 4~5 cm,直径为 1 mm,大鼠的灌胃针长 6~8 cm,直径约 1.2 mm。灌胃针的尖端焊有一小圆金属球,金属球为中空的。焊金属球的目的是防止针头刺入气管或损伤消化道。针头金属球端弯曲成 20°左右的角度,以适应口腔、食管的生理弯曲度走向。

鼠类的灌胃法:用左手固定鼠,右手持灌胃器,将灌胃针从鼠的口腔插入,压迫鼠的头部,使口腔与食管成一直线,将灌胃针沿咽后壁慢慢插入食管,可感到轻微的阻力,此时可略改变一下灌胃针方向,以刺激引起吞咽动作,顺势将药液注入。一般灌胃针插入小鼠深度为 3~4 cm,大鼠或豚鼠为 4~6 cm。常用灌胃量小鼠为 0.2~1 mL,大鼠 1~4 mL,豚鼠 1~5 mL。

犬、兔的灌胃法(图 3-8):先将动物固定,再将开口器的小孔插入动物口中,再慢慢沿上颚壁插入食管,将灌胃管的外端浸入水中,如有气泡逸出,则说明灌胃管误入气管,需拔出重插。插好后,将注射器连于灌胃管将药液推入。灌胃结束后,先拔出灌胃管,再拿出开口器。一次灌胃能耐受的最大容积兔为 80~100 mL,狗为 200~250 mL。

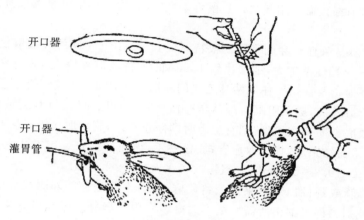

开口器

开口器
灌胃管

图 3-8 兔灌胃法

三、其他途径给药方法

1. 呼吸道给药 呈粉尘、气体及蒸气或雾等状态的药物或毒气,均需要通过动物呼吸道给药。如实验时给动物乙醚做吸入麻醉、用锯末烟雾制作慢性气管炎动物模型等,此方法在毒理学实验中的应用更为广泛。

2. 皮肤给药 为了鉴定药物或毒物经皮肤的吸收作用、局部作用、致敏作用和光感作用等,均需采用经皮肤给药方法。如兔和豚鼠常将背部一定面积的皮肤脱毛后,将一定的药液涂在皮肤上,药液经皮肤吸收。

3. 脊髓腔内给药 此法主要用于椎管麻醉或抽取脑脊液。

4. 脑内给药 此法常用于微生物学动物实验,将病原体等接种于被检动物脑内,然后观察接种后的各种变化。

5. 直肠内给药 此种方法常用于动物麻醉。兔直肠内给药时,常采用灌肠的胶皮管或用 14 号导尿管代替。

6. 关节腔内给药 此法常用于关节炎的动物模型复制。

第四节 实验动物的常用取血方法

实验研究中,经常要采集实验动物的血液进行常规质量检测、细胞学实验或进行生物化学分析,因此必须掌握正确的采集血液的技术。采血方法的选择,主要取决于实验的目的、所需血量以及动物种类。

采血时要注意:①采血场所有充足的光线、室温夏季最好保持在 25~28 ℃,冬季 15~20 ℃为宜;②采血用具及采血部位一般需要进行消毒;③采血用的注射器和试管必须保持清洁干燥;④若需抗凝全血,在注射器或试管内需预先加入抗凝剂。现将采血方法按动物和部位分别加以介绍。

一、大鼠、小鼠的采血方法

1. 剪尾采血 需血量很少时常用本法,如进行红细胞计数、白细胞计数、血红蛋白测定、制作血涂片等可用此法。具体方法是动物麻醉后,将尾尖剪去约 5 mm,从尾部向尾尖部按摩,血即从断端流出。也可用刀割破尾动脉或尾静脉,让血液自行流出。如不麻醉,采血量较小。采血结束后,消毒止血。用此法每只鼠可采血 10 余次。小鼠可每次采血约 0.1 mL,大鼠约 0.4 mL。

2. 眼眶后静脉丛采血 穿刺采用一根特制的长 7～10 cm 硬的玻璃取血管,其一端内径为 1～1.5 mm,另一端逐渐扩大,细端长约 1 cm 即可,将取血管浸入 1% 肝素溶液,干燥后使用。采血时,左手拇指及食指抓住鼠两耳之间的皮肤将鼠固定,轻轻压迫鼠颈部两侧,阻碍静脉回流,使眼球充分外突,提示眼眶后静脉丛充血。右手持取血管,将其尖端插入内眼角与眼球之间,轻轻向眼底方向刺入,当感到有阻力时即停止刺入,旋转取血管以切开静脉丛,血液即流入取血管中。采血结束后,拔出取血管,放松左手,出血即停止。用本法在短期内可重复采血。小鼠一次可采血0.2～0.3 mL,大鼠一次可采血 0.5～1.0 mL。

3. 颈(股)静脉或颈(股)动脉采血 将鼠麻醉,剪去一侧颈部外侧被毛,做颈静脉或颈动脉分离手术,用注射器即可抽出所需血量。大鼠多采用股静脉或股动脉处采血,具体方法:大鼠经麻醉后,剪开腹股沟处皮肤,即可看到股静脉,把此静脉剪断或用注射器采血即可,股动脉较深需剥离出,再采血,方法同上。

4. 摘眼球采血 此法常用于鼠类大量采血。采血时,用左手固定动物,压迫眼球,尽量使眼球突出,右手用镊子或止血钳迅速摘除眼球,眼眶内很快流出血液。

5. 断头采血 用剪子迅速剪掉动物头部,立即将动物颈朝下,提起动物,血液可流入已准备好的容器中。

二、豚鼠的采血方法

1. 耳缘切口采血 先将豚鼠耳消毒,用刀片沿血管方向割破耳缘,切口长约 0.5 cm,在切口边缘涂上 20% 的柠檬酸钠溶液,以防凝血,则血可自切口处流出。此法采血每次可采0.5 mL。

2. 背中足静脉采血 固定豚鼠,将其右或左后肢膝关节伸直,脚背消毒,找出足静脉,左手拇指和食指拉住豚鼠的趾端,右手将注射针刺入静脉,拔针后立即出血。

3. 心脏采血 用手指触摸,选择心跳最明显的部位,把注射针刺入心脏,血液即流入针管。心脏采血时所用的针头应细长些,以免发生采血后穿刺孔出血。

三、兔的采血方法

1. 耳缘静脉采血 将兔固定,拔去耳缘静脉局部的被毛,消毒,用手指轻弹兔耳,使静脉扩张,用针头刺耳缘静脉末端,或用刀片沿血管方向割破一小切口,血液即流出。取血后压迫止血。本法为最常用的兔采血方法,可多次重复使用。一次可采血 5～10 mL。

2. 耳中央动脉采血 在兔耳中央有一条较粗的、颜色较鲜红的中央动脉。用左手固定兔耳,右手持注射器,在中央动脉的末端,沿着与动脉平行的向心方向刺入动脉,即可见血液进入针管。由于兔耳中央动脉容易痉挛,故抽血前必须让兔耳充分充血,采血时动作要迅速。采血所用针头不要太细,一般用 6 号针头,针刺部位从中央动脉末端开始,不要在近耳根部采血。

3. 颈静(动)脉采血 首先做颈静(动)脉暴露分离手术。采血前将动物麻醉固定后,暴露颈部皮肤,按局部无菌法要求做颈侧皮肤切开,分离出颈静(动)脉。一般用 6 号针头。方法同小鼠、大鼠的颈静脉采血。

4. 心脏采血 使兔仰卧,穿刺部位在第三肋间胸骨左缘 3 mm 处,针头刺入心脏后,持针手可感觉到兔心脏有节律的跳动。此时如还抽不到血,可以前后进退调节针头的位置,注意切不可使针头在胸腔内左右摆动,以防弄伤兔的心脏、肺;动作要迅速,以缩短在心脏内的留针时间和防止血液凝固。一次可采血 20~25 mL。

四、犬的采血方法

1. 后肢外侧小隐静脉采血 后肢外侧小隐静脉位于后肢胫部下三分之一的外侧浅表皮下,由前侧方向后行走。采血时,将犬固定,局部剪毛、消毒,采血者左手紧握剪毛区上部或扎紧止血带,使下部静脉充血,右手用连有 6 号或 7 号针头的注射器刺入静脉,左手放松,以适当速度抽血即可。

2. 前肢背侧皮下头静脉采血 前肢背侧皮下头静脉位于前脚爪的上方背侧的正前位。采血方法同上。

3. 颈静脉采血 前两种方法需技术熟练,且不适于连续采血。大量或连续采血时,可采用颈静脉采血,方法同小鼠、大鼠的颈静脉采血方法。

4. 股动脉采血 本法为采取动脉血最常用的方法,操作简便。用稍加训练的犬,使其在清醒状态下,卧位固定于犬解剖台上。伸展后肢使之向外伸直,暴露腹股沟三角动脉搏动的部位,剪毛、消毒,左手中指、食指探摸股动脉跳动部位,并固定好血管,右手取连有 5 号半针头的注射器,针头由动脉跳动处直接刺入血管,若刺入动脉一般可见鲜红色血液流入注射器,有时还需微微转动一下针头或上下移动一下针头,方见鲜红色血液流入。有时可能刺入静脉,必须重抽。抽血毕,迅速拔出针头,用干药棉压迫止血 2~3 min。

第五节 实验动物的处死方法

当实验中途停止或结束时,实验者应站在实验动物的立场上以人道的原则去处置动物,原则上不给实验动物任何恐怖和痛苦,也就是要施行安乐死。安乐死是指实验动物在没有痛苦感觉的情况下死去。实验动物安乐死方法的选择取决于动物的种类与研究课题的类型。

一、蛙类

常用金属探针插入枕骨大孔,破坏脑脊髓的方法处死。将蛙用湿布包住,露出头部,左手执蛙,并用食指按压其头部前端,拇指按压背部,使头前俯,右手持探针由凹陷处垂直刺入,刺破皮肤即入枕骨大孔。这时将探针尖端转向头方,向前深入颅腔,然后向各方搅动,以捣毁脑组织。再把探针由枕骨大孔刺入并转向尾方,刺入椎管,以破坏脊髓。脑和脊髓是否被完全破坏,可检查动物四肢肌肉的紧张性是否完全消失。拔出探针后,用一小干棉球将针孔堵住,以防止出血。

操作过程中要防止毒腺分泌物溅入实验者眼内。如被溅入时,则需立即用生理盐水冲洗眼睛。

二、大鼠和小鼠

1. 颈椎脱臼法 右手抓住鼠尾用力向后拉,同时左手拇指与食指用力向下按住鼠头。将脊髓与脑髓拉断,鼠便立即死亡。

2. 断头法 用剪刀在鼠颈部将鼠头剪掉,鼠立即死亡。

3. 击打法 右手抓住鼠尾,提起,用力摔击其头部,鼠痉挛后立即死去。或用木槌用力击打鼠头部也可致死。

4. 急性大出血法 可采用鼠眼眶动脉和静脉急性大量失血方法使鼠立即死亡。

5. 化学药物致死法 吸入一定量的一氧化碳、乙醚、氯仿等均可使动物致死。

三、犬、兔、豚鼠

1. 空气栓塞法 向动物静脉内注入一定量的空气,使之发生栓塞而死。当空气注入静脉后,可在右心随着心脏的跳动使空气与血液成泡沫状,随血液循环到全身。如进到肺动脉,可阻塞其分支,进入心脏冠状动脉,造成冠状动脉阻塞,发生严重的血液循环障碍,动物很快致死。一般兔、猫等静脉内注入 20~40 mL 空气即可致死。每只犬由前肢或后肢皮下静脉注入 80~150 mL 空气,可很快致死。

2. 急性失血法 先使动物轻度麻醉,如犬可按每公斤体重静脉注射硫喷妥钠 20~30 mg,动物即很快入睡。暴露股三角区,用锋利的杀犬刀在股三角区做一个约 10 cm 的横切口,把股动、静脉全切断,立即喷出血液。用一块湿纱布不断擦去股动脉切口周围处的血液和血凝块,同时不断地用自来水冲洗血液,使股动脉切口保持畅通,动物在 3~5 min 内即可致死。采用此种方法,动物十分安静,对脏器无损伤,对活杀采集病理切片标本是一种较好的方法。

如果在处死犬的同时需要采集其血液时,则在用硫喷妥钠轻度麻醉后,将狗固定在犬手术台上。分离颈动脉,插一根较粗的塑料管,放低狗头,打开动脉夹,使动脉血流入装有抗凝血的容器内,并不断摇晃,以防血液凝固。

3. 化学药物致死法 静脉注射一定量的氯化钾溶液可使心脏缓慢停跳而死亡。

第六节 急性动物实验的常用手术操作技术

一、备皮

在哺乳类动物手术前应先进行手术部位的皮肤准备。包括去除手术部位及其周围被毛,清除皮肤污垢,消毒皮肤。

1. 去除被毛

(1) 剪毛法 在急性动物实验中最常用。具体方法:固定动物后,绷紧动物皮肤,用粗剪刀贴紧皮肤,依次剪去所需部位的被毛。不可用手提起被毛,以免剪破皮肤。剪下的毛应集中放在一个容器内,容器内放上水,以防毛到处飞扬。给犬、羊等动物采血或新生乳牛放血制备血清常用此法。

(2) 拔毛法 拔毛法在兔耳缘静脉或大、小鼠尾静脉注射或取血时较常用。方法:将动物固定后,用拇指、食指将所需部位的被毛拔取。为使血管显示得更清楚,还可在拔毛处涂上一层水。

(3) 脱毛法 脱毛法指用化学药品脱去实验动物被毛,适用于大动物无菌手术、观察动物局部皮肤血液循环。方法:先将欲脱毛部位的被毛剪短,再用棉球蘸脱毛剂,在局部涂一薄层,2~3 min 后,用温水洗去脱下的被毛,然后用纱布将局部擦干,涂一层油脂即可。

适用于犬等大动物的脱毛剂配方:硫化钠 10 g、生石灰 15 g,溶于 100 mL 水中。

适用于兔、鼠等动物的脱毛剂配方:①硫化钠 3 g、肥皂粉 1 g、淀粉 7 g,加适量水调成糊状;②硫化钠 8 g、淀粉 7 g、糖 4 g、甘油 5 g、硼砂 1 g,加水 75 mL;③硫化钠 8 g 溶于 100 mL 水中。

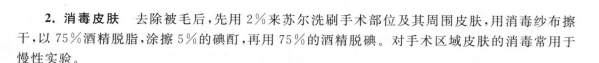
2. 消毒皮肤 去除被毛后,先用 2% 来苏尔洗刷手术部位及其周围皮肤,用消毒纱布擦干,以 75% 酒精脱脂,涂擦 5% 的碘酊,再用 75% 的酒精脱碘。对手术区域皮肤的消毒常用于慢性实验。

二、切口与止血

备皮后,定好切口的起止点,必要时可做出标记。切口方向要尽可能与组织纤维走向一致。切口大小以既便于手术操作又不过多地暴露组织器官为宜。切口时,手术者以左手拇指和食指绷紧上端皮肤,右手持手术刀,以适当的力度一次切开皮肤及皮下组织,直至肌层。剪开肌膜,用止血钳或手指钝性分离肌纤维至所需长度。若切口与肌纤维走向不同,则应先结扎肌肉两端,再从中间横向剪断。切口应由外向内逐次减小,以便于观察和止血。

手术过程中不慎损伤血管可导致大出血,应尽快用纱布压迫出血部位,并吸去创面血液,然后逐渐去除纱布,看清出血部位,用止血钳夹住出血的血管及周围少量组织,然后用丝线结扎出血点。因此,手术前一定要熟悉手术部位的解剖结构,以防误伤大血管,并且分离血管时要耐心、仔细,若分离血管遇到阻力时应仔细检查有无血管分支,特别是手术视野背侧的分支,分离伴行的动脉、静脉时,最好用顶端圆滑的玻璃分针。若是因血管插管结扎不紧所致的出血,应重新结扎;若是因插管滑脱所致的出血,应用动脉夹夹闭血管,重新插管;若是因插管刺破血管壁所致的出血,应在破口近心端重新分离一段血管,然后再重新插管。若出血过多致血压下降,可静脉注入温热生理盐水或低分子右旋糖酐,使血压恢复或接近正常水平。

开颅过程中如果颅骨出血,可用纱布吸去血液后,迅速用骨蜡涂抹止血。如遇硬脑膜出血,可结扎或烧灼止血;若是软脑膜出血,应轻轻压上止血海绵。干纱布只能用于吸血,不可用于揩擦组织,以免损伤组织和血凝块脱落。手术完成后,用盐水纱布覆盖伤口或手术野,防止伤口干燥和水分蒸发。

三、肌肉、神经与血管的分离

分离肌肉时,应用止血钳在整块肌肉与其他组织之间,顺着肌纤维方向操作,将肌肉一块块地分离。绝不能在一块肌肉的肌纤维间操作,这不仅容易损伤肌纤维而引起出血,并且也很难将肌肉分离。若必须将肌肉切断,应先用两把止血钳夹住肌肉(小块或薄片肌肉也可用两道丝线结扎),然后在两止血钳间切断肌肉。神经和血管都是比较娇嫩的组织,因此在剥离过程中要耐心、细致、动作轻柔。切不可用带齿的镊子进行剥离,也不能用止血钳或镊子夹持,以免其结构或机能受损。在剥离粗大的神经、血管时,应先用蚊式止血钳将神经或血管周围的结缔组织稍加分离,然后用大小适宜的止血钳将其从周围的结缔组织中游离出来。游离段的长短,视需要而定。在剥离细小的神经或血管时,要特别注意保持局部解剖位置,不要把结构关系弄乱,同时需要用眼科镊子或玻璃分针轻轻地进行分离。剥离完毕后,在神经和血管的下方穿以浸透生理盐水的缚线(根据需要穿一根或两根),以备刺激时提起或结扎之用。然后盖上一块浸以生理盐水的棉絮或纱布,以防组织干燥,或在创口内滴加适量温热(37 ℃左右)的液体石蜡,使神经浸泡其中。

四、各种插管技术

1. 气管插管术 在哺乳动物急性实验中,为了保持动物呼吸道的畅通,一般先切开气管,插入气管插管,防止分泌物堵塞气道,具体内容如下。

(1)固定动物:手术前,将动物麻醉,使其处于仰卧位固定,备皮。在颈部正中喉下部做一长约 5 cm 的皮肤切口(犬要再长一些)。

(2)分离组织:用止血钳依次分开皮下结缔组织及颈前正中肌肉暴露气管。然后分离气

NOTE

管两侧以及气管与食管之间的结缔组织,游离出气管。分离气管时,注意止血钳勿插入过深,以免损伤食管及周围小血管。从甲状软骨向下分离气管 2～3 cm,穿一粗线于气管下备用。

(3)切开气管:用手术刀在喉头第 3、4 软骨环之间气管前壁上做一倒 T 形切口。切口不宜大于气管直径的一半。如气管内有血液或分泌物,先用小棉球揩尽,以保证呼吸道通畅。

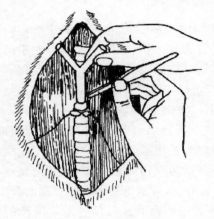

图 3-9 气管插管示意图

(4)气管插管术:左手提起备用线,右手将一适当口径的 Y 形气管插管,由切口处向胸腔方向插入气管腔内,将备用线结扎,再于插管分叉处打结固定,以防滑脱(图 3-9)。

2. 颈部动脉插管术 一般采用颈部动脉监测动物血压,记录血压信号,还可在颈部动脉作急性取血等用。具体内容如下。

(1)颈总动脉位置:颈总动脉位于气管外侧,与颈部神经被结缔组织膜束在一起,称颈部血管神经束。

(2)颈总动脉插管术:用左手拇指和食指抓住颈皮和颈肌,以中指顶起外翻,右手用玻璃分针,顺血管神经束内神经和血管的走行方向游离出 3～4 cm 长的颈总动脉,在此血管下面穿入两条线备用。结扎其远心端,在近心端夹一动脉夹,动脉夹与远端结扎线之间的距离为 2～3 cm。提起结扎线,用眼科剪的尖部成 45°角,在动脉夹远端靠近结扎处的血管前壁上剪一 V 形切口,切口大小不能大于管径的一半,以防血管折断。将准备好的充满体外肝素的动脉插管由切口处向心脏方向插入动脉内,并用动脉下的另一根备用线结扎固定插管尖端,同时将余线在动脉插管的突起处结扎固定,以防插管滑脱(图 3-10)。

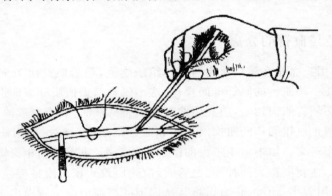

图 3-10 颈总动脉插管示意图

3. 颈外静脉插管术 一般采用颈外静脉做静脉压测定和取血等用,此血管比股静脉粗大,容易取血,而且易止血,颈外静脉插管还可建立一个通道,给动物注射多种药物、快速输液、采取静脉血样,也可用于检测中心静脉压。具体内容如下。

(1)颈外静脉位置:颈外静脉比颈总动脉粗大,位置表浅,在颈部皮下胸锁乳突肌的外缘。其前端在颌下腺的后缘,它是由上颌外静脉和上颌内静脉联合而成的。

(2)颈外静脉插管术:将一侧切开的皮肤,用手指在皮肤外面向上顶起,即可见呈暗紫色的颈外静脉。用玻璃分针或钝头止血钳沿血管走行方向,将颈外静脉周围的结缔组织轻轻分离。用玻璃分针或蚊式止血钳钝性分离颈外静脉周围的结缔组织,游离颈外静脉 2～3 cm,在其下方穿两根备用线。待血管充盈后用一根线结扎其远心端,左手提起结扎线,右手用眼科剪成 45°角于近结扎处在颈外静脉剪一 V 形小口,然后将充满体外肝素的静脉导管向心脏方向插入约 2 cm(如检测中心静脉压,则宜插入右侧静脉 5～8 cm),用另一根备用线将静脉与导管结扎并固定,以防导管滑脱。

4. 股动脉插管术 在动物的急性实验中,为了便于在实验中随时由动脉、静脉内注射药物,常需要分离股静脉和股动脉,并插入静脉套管,以备注射或取血时用。具体内容如下。

(1)股动脉位置:将动物仰卧位固定,备皮。用手术刀沿血管走行方向做一切口,长 4~5 cm,用止血钳分离皮下结缔组织,即可见到股部内侧面的浅层肌肉:①缝匠肌:位于股部前内侧,呈长带形,于髂骨与胫骨之间,自前上方斜向后下方分布,并分为前后两部,前部在外侧,后部在内侧。②股薄肌:位于股部后内侧,自后方向膝部走行与缝匠肌混合。③耻骨肌:位于缝匠肌与股薄肌之间的上方深处。自后上侧向下前方斜过:在耻骨肌与缝匠肌后部的后缘之间形成股三角,股动脉、股静脉和股神经就在该三角区内(图 3-11)。

(2)股动脉插管术:用蚊式止血钳分离出一段股动脉,在其下方穿两根线,一根先在动脉远心端结扎,再将近心端用动脉夹夹住,牵引此线,在近远心端结扎处用眼科剪做 45°角 V 形切口,然后将动脉套管插入,并用另一根线将套管固定在动脉腔内。

5. 胆总管插管术 动物实验中胆总管插管术用于收集胆汁,观察胆汁分泌情况。具体内容如下。

(1)胆总管位置:在剑突下方先找到胃,再沿胃大弯从左至右找到与之相连的十二指肠,翻转幽门处十二指肠,可发现被胆总管进入十二指肠时拱起的肌性隆起(肌性隆起为胆总管在十二指肠的开口),沿肌性隆起向胆囊延伸方向可见颜色略深、类似静脉的管道,则为胆总管(图 3-12)。

(2)胆总管插管术:距肌性隆起前 0.5 cm 处血管分布较少,用眼科镊在该处胆总管下方穿一根手术线备用,用眼科剪在肌性隆起上中间位置向胆囊方向剪一小口,用眼科镊探视是否剪开胆总管,然后将插管插入胆总管,见有淡绿色胆汁流出后,提示插管成功,用备用线结扎固定、反固定。

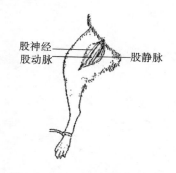

图 3-11 股三角区血管神经图

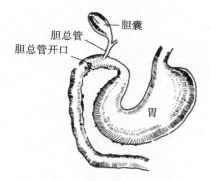

图 3-12 家兔胆总管解剖位置示意图

6. 输尿管插管术 输尿管插管术和膀胱插管术均用来收集尿液,记录尿滴。

(1)将动物麻醉后使其仰卧固定于手术台上,在耻骨联合以上腹部备皮。

(2)输尿管位置:自耻骨联合上缘约 0.5 cm 处沿正中线向上做 3~4 cm 的皮肤切口,用止血钳提起腹白线两侧的腹壁肌肉,再用手术剪沿腹白线剪开腹壁及腹膜(注意勿伤及腹腔脏器),进入腹腔,找到膀胱。将膀胱牵拉出腹腔并向下翻转,可见膀胱三角,在膀胱根部两侧结缔组织中仔细辨认输尿管(注意围绕输尿管横向走行的白色管为输精管,与膀胱无联系;输尿管呈粉红色,自膀胱底部向腹腔深部延伸)。

(3)输尿管插管术:用玻璃分针或蚊式止血钳将近膀胱一段输尿管与周围结缔组织轻轻分离,避免出血,游离双侧输尿管 1.5~2 cm,并分别在每侧输尿管下方各穿两根线备用。首先用一根线把一侧输尿管的近膀胱端结扎住(使尿液不能流进膀胱),在结扎处的上部向肾的方向剪一 V 形小口,剪口约为输尿管直径的 1/3~1/2,然后向肾脏方向插入充满生理盐水的细塑料导尿管2～3 cm,用另一根线把输尿管及插管结扎固定及反固定,以防输尿管插管滑脱。

（4）按上述相同方法,对另一侧输尿管进行插管,此时可看到有尿滴滴出（注意:塑料导尿管要插入输尿管管腔内,不要插入管壁肌层与黏膜之间;插管方向应与输尿管方向一致,勿使输尿管扭结,以免妨碍尿液流出）。用线把双侧插管的另一端开口并在一起连至计滴器的受滴器上。

（5）手术完毕后,用温热生理盐水纱布覆盖腹部切口,以保持腹腔内温度和湿度。术后也可用皮钳夹住腹腔切口关闭腹腔。

7. 膀胱插管术

（1）找出膀胱及辨认出输尿管,操作过程同输尿管插管术的（1）、（2）、（3）步。

（2）膀胱插管术:轻轻将膀胱牵拉出腹腔（勿使肠管外露,以免血压下降）。认清两侧输尿管在膀胱开口的部位,用两个止血钳分别夹持膀胱顶部组织并轻轻提起,用组织剪在膀胱顶部血管较少处剪一纵行小口,放尽膀胱内的尿液后,将充满生理盐水的漏斗形插管插入膀胱,然后将膀胱顶部与插管一起结扎固定。膀胱插管的漏斗口应对着输尿管开口处并紧贴膀胱壁。膀胱插管的另一端连接至计滴器的受滴器。手术完毕,用温热生理盐水纱布覆盖腹部切口。

除上述几种插管术外,还有胰导管、股静脉等插管术,其操作方法大致与静脉插管术相似,在此不赘述。

（栾海蓉）

第四章　生物信号采集与处理

第一节　BL-420N 生物信号采集与处理系统

一、系统概述

（一）引言

BL-420N 生物信号采集与处理系统（以下简称 BL-420N 系统）是以计算机为中心的信号采集与处理系统，其经过 20 多年的发展，在机能学实验中的应用已经非常成熟，到今天为止，几乎完全取代了传统的笔式二道生理记录仪。

从 20 世纪 90 年代中期开始的 20 余年，不仅是生物信号采集与处理系统发展的 20 余年，也是世界范围内计算机网络和信息化发展的 20 余年。目前的生物信号采集与处理系统只是计算机化了，但没有网络化以及信息化，从某种意义上讲已经落后于这个时代。

为了这个时代新技术发展的要求，也为了更好地帮助学生学习、开展实验以及进行实验的总结，帮助教师进行实验的信息化管理，实现信息化和网络化的信号采集系统的更新换代已迫在眉睫。

（二）系统简介

BL-420N 系统相比于上一代信号采集与处理系统，首先引入了新的软件平台，可以在这个平台上扩展出信息化、网络化等大量新的功能；同时也扩展了硬件平台的功能，硬件系统可以方便识别连入前端的传感器类型，而且可以根据前端连接设备的不同扩展采样通道数。BL-420N 系统将传统的医学机能学实验划分为 3 个学习阶段，分别对应于实验前、实验中和实验后，从不同角度帮助学生和科研工作者更好地完成自己的实验工作。

1. 实验前　在 BL-420N 系统软件内部嵌入了各种多媒体的实验学习资料，包括部分电子教材、录像和虚拟实验操作交互等。在实验前学生可以从系统学习到关于仪器的基本知识以及关于本次实验的相关知识，这对学生的预习起到重要的支撑作用。

2. 实验中　使用 BL-420N 系统完成机能学实验，在实验过程中，可以使用双视功能对比查看本次实验不同时间段记录的数据。更进一步地，在实时实验过程中用户还可以打开以前记录的文件进行反演，实时对比不同时期的实验结果，为科研工作带来极大的便利。

3. 实验后　实验后学生可以直接在 BL-420N 系统中提取实验数据，撰写实验报告，实验报告可以上传到 NEIM-100 实验室信息管理系统，教学老师则可以实现对实验报告进行网上批阅和指导。

（三）系统特点

1. 信息化多媒体展示功能　信息化功能主要体现在实验前对学生的指导工作上，在实验前，学生可以从系统学习到关于仪器的知识、关于实验的知识（历史、原理、方法、操作、探索等），实验中可以方便控制系统获取好的实验结果。

NOTE

2.无纸化的实验报告管理功能 实验后学生可以在 BL-420N 系统软件上编辑自己的实验报告,然后传输到 NEIM-100 实验信息管理中心,由实验老师进行网上批阅和管理。

3.实验设备使用的自动记录、统计管理功能 每一台 BL-420N 系统都会自动记录设备的使用情况,包括首次使用时间、末次使用时间、累计使用次数、平均每次实验使用时间等。这些信息会自动传输到 NEIM-100 实验信息管理中心进行统计分析。

4.随实验数据存储的实验环境信息使实验数据更客观可信 在高原和平原完成同样的生物机能学实验可能会出现不同的实验结果,这很可能是由实验环境的不同造成的。BL-420N系统存储完成实验时的各种环境条件,包括温度、湿度、大气压力,还存储实验时使用的计算机软、硬件信息,如 CPU、内存、操作系统等,得到精确的实验环境数据。

5.通道具有智能识别功能 BL-420N 系统的每个通道都具有智能识别功能。当连接智能传感器时,系统可以自动识别智能传感器的全部信息,用户无须进行定标等操作即可完成传感器的设置,直接开始试验,方便用户使用。

6.物理通道的自动扩展功能 当 BL-420N 系统与具有多通道扩展功能的传感器连接时,BL-420N 系统会自动扩展这些新引入的通道,如当用户在 1 通道连接一个具有 3 个通道信号的传感器时,1 通道会自动扩展为 3 个采样通道,而整个系统则从 4 通道变成 6 通道系统。

二、系统安装

BL-420N 系统的安装包括硬件连接和软件安装两部分。硬件连接及软件安装的正确性是保证系统正常运行的前提。

(一)硬件连接

1.前面板连接说明 BL-420N 系统硬件前面板上主要包含系统的工作接口。这些接口包括:通道信号输入接口、全导联心电输入接口、监听输入接口、记滴输入接口以及刺激输出接口等(图 4-1)。

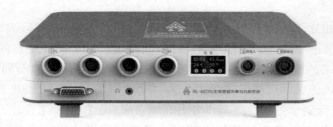

图 4-1 BL-420N 系统硬件前面板

(1)接口说明:① CH1、CH2、CH3、CH4:8 芯生物信号输入接口、可连接信号引导线、各种传感器等,4 通道的性能指标完全相同。②信息显示屏显示系统基本信息,包括温、湿度及通道连接状况指示等。③记滴输入接口。④刺激输出指示灯,显示系统发出的刺激指示。⑤高电压输出指示灯,当系统发出的刺激超过 30 V 高电压输出时该指示灯点亮。⑥刺激输出。⑦全导联心电输入口,用于输入全导联心电信号。⑧监听输出(耳机图案),用于输出监听声音信号,某些电生理实验需要监听声音。

(2)前面板因实验需求不同,而连接不同的信号输入或输出线。①信号输入线的连接:将信号输入线圆形接头连接到 BL-420N 系统硬件通道信号输入接口,另一端连接到信号源,信号源可以是心电、脑电或胃肠电等生物电信号。②传感器的连接:将传感器圆形接头连接到BL-420N 硬件信号输入口,另一端连接到信号源,信号源可以是血压、张力、呼吸等。③全导联心电的连接:将全导联心电线的方形接头连接到 BL-420N 系统硬件的全导联心电输入接口,另一端按心电图连接方式,连接到动物的不同肢体处(红—右前肢、黄—左前肢、绿—左后肢、黑—右后肢、白—胸前)。④刺激输出线的连接:将刺激输出线的圆形接头连接到BL-420N系统硬件的刺激输出接口,另一端连接到生物体需要刺激的部位。⑤监听输出:将电喇叭的输入线连接到BL-420N系统硬件的监听输出接口。

2. 后面板连接说明 BL-420N系统硬件后面板连接是系统正常工作的基础(图4-2)。后面板上通常为固定连接口,包括:12 V电源接口、A型USB接口(方形,与计算机连接)、B型USB接口(偏形,升级固件程序)、接地柱、多台设备级联的同步输入输出接口。

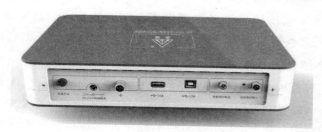

图 4-2 BL-420N 系统硬件后面板

(1)后面板元素说明 ①电源开关;②电源接口,12 V直流;③接地柱;④A型USB接口(方形),BL-420N系统硬件与计算机连接的通讯接口;⑤B型USB接口(偏形),BL-420N系统硬件固件程序升级接口;⑥级联同步输入接口,多台BL-420N系统硬件设备级联同步输入接口;⑦级联同步输出接口,多台BL-420N系统硬件设备级联同步输出。

(2)接口注意 BL-420N系统硬件内部的固件软件可以单独升级,升级方法:首先关闭BL-420N系统设备电源,然后将包含有升级固件程序的U盘插入到A型USB接口中,再打开BL-420N系统设备电源(系统将自动对固件程序升级),等待约60 s后,BL-420N系统设备的小屏幕上显示"Success,Take off U disk then restart(升级成功,请拔出U盘并重启设备)"字样后拔下U盘,最后再次按动BL-420N系统设备电源按钮,重启BL-420N系统硬件完成升级。BL-420N系统接地可以获得更好的电生理实验效果,系统在没有连接地线情况下也可以进行生理实验,但可能会造成某些电生理实验,比如对心电、脑电实验的干扰加大。连接级联同步接口是为了获得不同级联设备更精确的采样同步,在不连接级联同步接口的情况下也可以进行多台设备的级联采样。

(3)后面板基本接口连接步骤 将USB连接线的一端连接到BL-420N系统的B型USB接口位置,另一端连接到计算机的USB接口,完成系统通信线路的连接;将接地线的一端连接到BL-420N系统的接地柱,另一端连接到实验室地线接头处,完成系统接地线的连接(如果实验室内部本身没有接地线,则可以不连接地线,连接地线是为了获得更好的电生理实验效果);连接12 V直流电源。上述连接接口为固定连接,只需连接一次。

(二)启动硬件设备

按下后面板上的电源,前面板的显示屏被点亮,显示启动画面,等待大约30 s后会听到BL-420N系统硬件发出"嘀"的一声声响,表示设备启动完毕。设备启动完成后,前面板的信息显示屏上会显示当前环境的温度、湿度、大气压力以及当前信号通道的设备连接状况等信息。

三、软件安装

双击安装目录下的BL-420N_Setup.exe安装软件图标启动BL-420N系统软件安装,然后根据安装向导的提示逐步完成软件安装。进入安装开始向导界面,界面上会显示软件的版本

NOTE

信息。直接点击"下一步"进入软件许可证协议界面。点击"我接受"进入软件安装位置选择界面。点击"安装"完成安装路径的选择,进入软件安装界面。在安装过程中,会弹出驱动安装界面。接下来请根据 USB 驱动安装向导进行驱动的安装。点击"完成"完成所有安装,这时会在桌面上和 windows 系统菜单中生成 BL-420N 系统的快捷启动方式。

四、快速入门指南

(一)硬件设备正确连接指示

首先打开 BL-420N 系统硬件设备电源开关,然后启动 BL-420N 系统软件。如果 BL-420N 系统硬件和软件之间通信正确,则 BL-420N 系统顶部功能区上的启动按钮变得可用。

(二)主界面介绍

BL-420N 系统主界面中包含有 4 个主要的视图区,分别为功能区、实验数据列表视图、波形显示视图以及设备信息显示视图(图 4-3)。视图区是指一块独立功能规划的显示区域,这些区域可以装入不同的视图。在 BL-420N 系统中,除了波形显示视图不能隐藏之外,其余视图均可显示或隐藏。其余视图中除顶部的功能区之外,其余视图还可以任意移动位置。在设备信息视图中通常还会有其他被覆盖的视图,包括通道参数调节视图、刺激参数调节视图、快捷启动视图以及测量结果显示视图等。主界面上主要功能区划分说明见表 4-1。

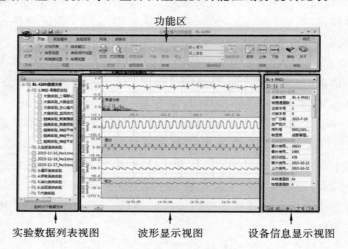

图 4-3　BL-420N 系统主界面

表 4-1　主界面上主要功能区划分说明

序号	视图名称	功能说明
1	波形显示视图	显示采集到或分析后的通道数据波形
2	功能区	主要功能按钮的存放区,是各种功能的起始点
3	实验数据列表视图	默认位置的数据文件列表,双击文件名直接打开该文件
4	设备信息显示视图	显示连接设备信息、环境信息、通道信息等基础信息
5	通道参数调节视图	刺激通道调节和刺激发出控制区
6	刺激参数调节视图	刺激参数调节和刺激发出控制区
7	快捷启动视图	快速启动和停止实验
8	测量结果显示视图	显示所有专用和通用的测量数据

1. 主界面各个视图的显示和隐藏　BL-420N 系统软件中多个视图的位置和显示状态都

可以改变,这是为了适应不同用户的使用习惯,主要包含以下内容。

(1)功能区的最小化和恢复　功能区位于软件主界面的最上方,功能区可以被最小化。在功能区的分类标题位置单击鼠标右键,会弹出功能区相关快捷菜单,选择"最小化功能区"命令,则功能区分类标题下面的功能按钮被隐藏。如果要恢复被隐藏的功能区按钮,则需要再次在功能区分类标题上单击鼠标右键弹出快捷菜单,然后选择打钩的"最小化功能区"命令,则可恢复最小化的功能区。

(2)视图的隐藏和显示　BL-420N系统软件中包含多个视图,除主视图之外,其余视图都可以被隐藏或显示。这些视图的隐藏或显示状态显示在"功能区"→"开始"分类栏下面的"视图"选项中。当"视图"选项中的某一个视图前面的方框中有一个小钩,表示该视图被显示,比如实验数据列表视图。由于视图在某一个区域中会相互覆盖,因此即使该视图处于显示状态,但是它可能被其他视图所覆盖而无法显示。如果要显示这些被覆盖的视图,最简单的方法就是在视图区的下方单击该视图的名称即可。

2. 主界面各个视图的移动　在BL-420N系统中,除波形显示视图和功能区之外,其余视图都可以按需移动位置或改变大小。每个视图都具有两种状态,一种是紧挨软件主界面边缘的停靠状态,这是视图的默认状态,另一种是以独立窗口形式存在的浮动状态。

BL-420N系统软件会自动记录用户最近一次移动视图的位置,这样在用户下次打开软件的时候所有视图仍然保持原来的位置和大小。因此当移动过视图之后软件的主界面会呈现出与图4-3不同的情形。

(三)开始实验

BL-420N系统提供三种开始实验的方法,分别是从实验模块启动实验、从信号选择对话框进入实验或者从快速启动视图开始实验。接下来就简单介绍开始实验的三种方式。

1. 从实验模块启动实验(适用于学生的教学实验)　选择功能区"实验模块"栏目,然后根据需要选择不同的实验模块开始实验,比如,选择"循环"→"期前收缩-代偿间歇",将自动启动该实验模块。从实验模块启动实验时,系统会自动根据用户选择的实验项目配置各种实验参数,包括采样通道数、采样率、增益、滤波、刺激等参数,方便快速进入实验状态。实验模块通常根据教学内容进行配置,因此通常适用于学生实验。

2. 从选择信号选择对话框启动实验(适用于科研实验或新的学生实验)　选择工具区"开始"→"信号选择"按钮,系统会弹出一个信号通道选择对话框(图4-4~图4-6)。在"信号选择"对话框中,实验者可根据自己的实验内容,为每个通道配置相应的实验参数,这是最灵活的一种实验启动方式,主要适用于科研工作。对于灵活配置的实验参数在将来的BL-420N系统中也可以存储为自定义实验模块,帮助科研工作者快速启动自己的实验。

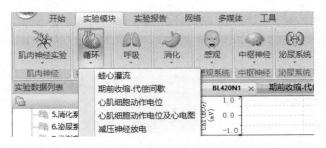

图4-4　功能区中的实验模块启动下拉按钮

3. 从快速启动视图开始实验(适用于快速打开上一次实验参数)　可以从启动视图中的快速启动按钮开始实验,也可以从功能区"开始"菜单栏中的"开始"按钮快速启动实验。这两种快速启动实验的方法完全相同,之所以有两种相同的启动方法是为了方便用户的操作。在

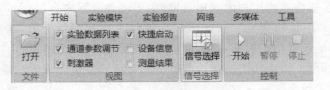

图 4-5　功能区开始栏中的信号选择功能按钮

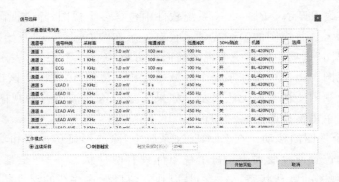

图 4-6　信号选择对话框

第一次启动软件的情况下快速启动实验,系统会采用默认方式,即同时打开 4 个心电通道的方式启动实验。如果在上一次停止实验后使用快速启动方式启动实验,系统会按照上一次实验的参数启动本次实验。

（四）暂停和停止实验

在"启动视图"中点击"暂停"或"停止"按钮,或者选择功能区开始栏中的"暂停"或"停止"按钮,就可以完成实验的暂停和停止操作。这两种操作方式完全相同,提供两种操作方式是为了方便用户的操作。

暂停是指在实验过程中停止快速移动的波形,便于仔细观察分析停留在显示屏上的一幅静止图像的数据,暂停时硬件数据采集的过程仍然在进行但数据不被保存;重新开始,采集的数据恢复显示并被保存。停止是指停止整个实验,并将数据保存到文件中。

（五）保存数据

当单击停止实验按钮的时候,系统会弹出一个询问对话框询问是否停止实验,如果确认停止实验则系统会弹出"另存为"对话框让用户确认保存数据的名字(图 4-7)。文件的默认命名为"年_月_日_Non. tmen"。用户可以自己修改存储的文件名,点击"保存"即可完成保存数据的操作。

（六）实验报告功能

实验完成后,用户可以在软件中直接编辑和打印实验报告,对于编辑后的实验报告可以直接打印,也可以存储在本地或者上传到 NEIM-100 实验室信息管理系统(需要实验室独立配置)。实验报告的相关功能可以在"功能区"→"开始"栏→"实验报告"分类中找到,这里包括 7 个与实验报告相关的常见功能(图 4-8)。

1. 编辑实验报告　选择图 4-8 中的"编辑"按钮,系统将启动实验报告编辑功能(图 4-9)。实验报告编辑器相当于在 Word 软件中编辑文档。用户可以在实验报告编辑器中输入用户名字、实验目的、方法、结论或其他信息,也可以从打开的原始数据文件中选择波形粘贴到实验报告中。默认地,实验报告将当前屏显示的波形自动提取到实验报告"实验结果"显示区中。

2. 打印实验报告　单击"功能区"→"开始"→"实验报告"→"打印"功能按钮,打印当前编辑好的实验报告。

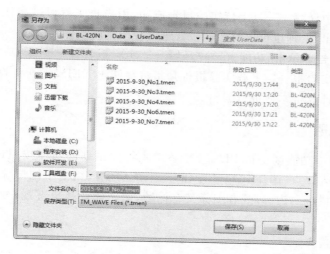

图 4-7　保存数据对话框

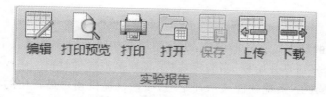

图 4-8　功能区"开始"栏中与实验报告相关的功能

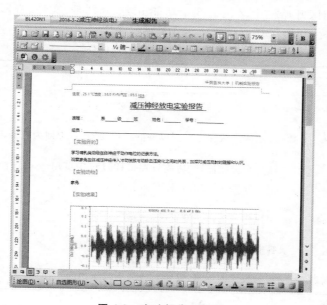

图 4-9　实验报告编辑器

3. 存储实验报告　单击"功能区"→"开始"→"实验报告"→"保存"功能按钮,存储当前编辑好的实验报告。

4. 打开已存储实验报告　单击"功能区"→"开始"→"实验报告"→"打开"功能按钮,打开已存储在本地的实验报告。

5. 上传实验报告　单击"功能区"→"开始"→"实验报告"→"上传"功能按钮,启动实验报告上传到 Internet 的功能。

上传实验报告是指将当前编辑的或选择的实验报告上传到基于 Internet 的 NEIM-100 实

验室信息管理系统中保存。一旦上传实验报告成功,用户将来就可以在任何地方下载已上传的实验报告进行编辑,老师也可以对实验报告进行在线批阅和保存。

6. 下载实验报告   单击"功能区"→"开始"→"实验报告"→"下载"功能按钮,从 Internet 上下载已经上传的实验报告。下载实验报告是指将存储于 NEIM-100 实验室信息管理系统中的实验报告下载到计算机本地进行编辑。

五、功能区说明

1. 功能区概述   功能区是指 BL-420N 系统主界面顶部的功能按钮选择区域,这个区域是用户操作系统的入口点(图 4-10)。BL-420N 系统功能区相当于把传统软件中用户命令选择的菜单栏和工具栏合二为一,既有图标又有标题,使功能选择更直观、方便,这类似于 Word 2010 的操作风格。

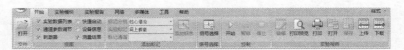

图 4-10   BL-420N 系统功能区

2. 功能区栏目的切换   在功能区中,所有的功能按照不同分类分成不同的栏目。整个功能区共有 7 个栏目,分别是开始栏、实验模块栏、实验报告栏、网络栏、多媒体栏、工具栏和帮助栏。默认情况下BL-420N系统软件显示开始栏,该栏目提供用户最常用的功能。

3. 功能区开始栏说明   功能区开始栏是系统默认的功能区分类,我们把最常用的功能放在该分类中,在功能区开始栏中又包括 6 个功能分类,分别是:文件、视图、添加标记、信号选择、控制和实验报告。功能区开始栏的功能分类见表 4-2。

表 4-2   功能区开始栏的功能分类

序号	分类名称	功能说明
1	文件	打开文件,用于打开指定数据文件进行反演
2	视图	显示或隐藏除主视图以外的其他视图,选中即为打开,非选中即为隐藏
3	添加标记	添加实验标记,该功能只在采样过程中可用。三个下拉框分别用于选择标记的分组、标记的名称和标记添加到的通道
4	信号选择	用户自主选择并设置通道参数,启动实验
5	控制	控制波形采集的开始、暂停和停止
6	实验报告	实验报告的编辑、打印、上传、下载等功能

4. 功能区实验模块栏说明   实验模块栏包含 11 个分类,它们分别是肌肉神经、循环系统、呼吸系统、消化系统、感官系统、中枢神经、泌尿系统、药理实验、病生实验、自定义实验和实验模块视图。其中前 10 个分类为实验模块分组,最后 1 个为是否显示实验模块视图功能。当用户选择实验模块分组下的具体的实验模块时,BL-420N 系统软件会显示关于该实验模块的信息介绍页面,当用户对这些信息了解了并想在下次启动该实验项目时不再显示而是直接开始实验时,只要取消掉"下次启动显示实验模块"的钩选即可。功能区实验模块栏的功能分类见表 4-3。

表 4-3　功能区实验模块栏的功能分类说明

序号	分类名称	功能说明
1	肌肉神经	肌肉神经实验模块分类包括刺激强度与反应的关系、刺激频率与反应的关系、神经干动作电位引导、神经干兴奋传导速度测定、神经干不应期测定、肌肉兴奋-收缩时相关系、阈强度与动作电位关系、心肌不应期测定、神经纤维分类、痛觉实验、肌梭放电等实验模块
2	循环系统	循环系统实验模块分类包括蛙心灌流、期前收缩-代偿间歇、心肌细胞动作电位、心肌细胞动作电位及心电图、减压神经放电、动脉血压调节、左室内压和动脉血压、急性心肌梗死及药物治疗、血流动力学、全导联心电图等实验模块
3	呼吸系统	呼吸系统实验模块分类包括膈神经放电、呼吸运动调节、呼吸相关参数的采集与处理、肺通气功能测定等实验模块
4	消化系统	消化系统实验模块分类包括消化道平滑肌电活动、消化道平滑肌的生理特性、消化道平滑肌活动、苯海拉明拮抗参数的测定等实验模块
5	感官系统	感官系统实验模块分类包括耳蜗微音器效应、视觉诱发电位、脑干听觉诱发电位等实验模块
6	中枢神经	中枢神经实验模块分类包括大脑皮层诱发电位、中枢神经元单位放电、脑电图、脑电睡眠分析、突触后电位的观察等实验模块
7	泌尿系统	泌尿系统实验模块分类包括影响尿生成因素等实验模块
8	药理实验	药理实验模块分类包括 PA2 的测定、药物的阵痛作用、吗啡对呼吸的抑制作用及解救、药物对离体肠的作用、传出神经系统药物对麻醉动物血压的影响、药物对实验性心律失常的作用、药物对麻醉大鼠的利尿作用、垂体后叶素对小鼠立体子宫的作用等实验模块
9	病生实验	病生实验模块分类包括实验性肺水肿、急性失血性休克及挽救、急性左心衰合并肺水肿、急性右心衰、急性高钾血症、家兔呼吸功能不全等实验模块
10	自定义实验	在此目录下，用户可以点击"创建新实验"
11	实验模块视图	用于用户选择下次从实验模块启动时是否显示实验模块页面

　　BL-420N 系统将生理及药理实验按性质分类，分成不同的实验模块分组，在每一个实验模块分组下又包含有若干个具体的实验模块。当用户选择了一个实验模块之后，系统将自动设置该实验所需的各项参数，包括采样通道、采样率、增益、时间常数、滤波以及刺激器参数等，并且在开始实验后，使实验者直接进入到数据采集状态。当完成实验后，根据不同的实验模块，生成的实验报告自动包含实验模块的标题、不同的实验数据以及波形截图信息。

六、系统维护

　　如果系统长期不使用，应该包装后放在干燥、通风和阴凉的地方，注意防尘、防水、防潮、防晒、防磁、防震，潮湿的空气可能会在电路板上集结水分，轻微时可能会造成系统采集信号漂移，不稳定；严重时可能会造成系统不能使用。

　　本产品使用带有接地端的 220 V 交流电源，电源插座的接地端必须良好接地。为确保安全和防止干扰,使用时请在安全接地柱上接上良好的外接地线。

保持系统的清洁状态,空气中的灰尘经常会造成电路板工作不稳定,因此需要经常维护系统的清洁卫生。

心电线夹的清洁处理需用酒精或消毒剂消毒,切不可高温消毒。使用完毕后,应保持干净清洁。用温水(低于 35 ℃)或清洁剂洗净。电极位置根据被极者臂或腿所移动使用。

经常对系统以及其他相关附件比如传感器、引导电极和刺激电极进行通电检查,确保附件齐全,且处于正常的工作状态。

长期储存注意:长期仓储或长期不通电工作,有可能会使机内电子元件失效,为确保设备安全,仓储或不通电工作时间超过 6 个月,应将 BL-420N 系统开机通电工作至少 8 h。

第二节 BI-2000A⁺ 微循环图像分析系统

一、微循环观测分析系统的功能特点

BI-2000A⁺ 微循环观测分析系统(以下简称 BI-2000A⁺)是针对国内医学院校家兔动态微循环观察推出的低成本高性能数字图像分析产品。

动物肠系膜微循环观察、记录、测量功能是本产品的主要技术特色,通过与显微镜厂家的技术合作,提供微循环实验必需的恒温兔实验平台,利用高分辨率单筒体视显微镜,创造性地采用透射光源,可以观察载体肠系膜微循环,图像清晰度比国内同类上补光体视显微镜提升一个档次,产品还可以与公司自产的 BL-420 系列生理信号采集产品集成,在同步观察微循环图像的同时,还能监视动物体电生理信号的变化规律。

实时动态数字录像、生理波形录制和同步播放是 BI-2000A⁺ 相比其他图像分析系统增加的特有功能。系统整体结构示意如图 4-11 所示。

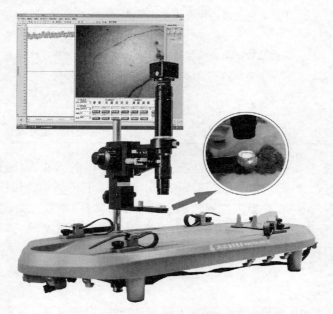

图 4-11 BI-2000A⁺ 微循环观测分析系统结构示意图

BI-2000A⁺ 的详细功能特点如下。

1. 拍图功能 本系统最佳拍图分辨率为 1280×1024。拍取的图像可输出格式标准:24

NOTE

位真彩色图像。Windows 通行格式:BMP(原始非压缩格式)、JPG(压缩格式)。

2. 录像功能 系统支持 AVI 格式(MPEG-4 软件压缩标准)25 帧/秒的实时录像,图像原始幅面 640×512,一次数字录像时间长达 3 h,通常情况下一分钟录像仅使用 10 MB 硬盘空间。录制的数字录像文件,可以直接在其他计算机上播放观看。

3. 微循环观测测量 观察家兔肠系膜在失血性休克和药物治疗时的微循环变化是生理医学实验的一项重要内容,BI-2000A$^+$同显微镜厂商技术合作,改造了单筒式体视显微镜和下补光观察微循环,提供实验需要的恒温兔台,图像清晰逼真,比国内普通的体视显微镜显示提高了一个档次。

BI-2000A$^+$不仅可以利用计算机屏幕或电视直观观察活体微循环图像,同时也可以直接在视频图像上交互测量,同时模拟流速测定和记录下述参数:输入管径、输出管径、血管数目、血管长度、管袢长度、管袢数目、管袢顶、血管交叉数、形态畸形、红细胞聚集个数、白细胞数、是否渗出、血液流态、血液模拟流速、血液参照模拟流速。

BI-2000A$^+$可以与电生理信号采集系统 BL-420 系统紧密集成,在用户观察活体微循环的同时,还可记录观测血压、呼吸和心电变化。

二、使用前准备

BI-2000A$^+$使用 Windows XP、Windows 2000、Windows 7.0、Windows 10.0 操作系统的软件操控,使熟悉 Windows 操作的用户马上能上手,即使是电脑初学者,也可以通过鼠标和几个简单的键盘键操作而很快上手。在用户能够使用 BI-2000A$^+$之前,需再次确认在微机上是否已经正确安装了系统软件和图像捕获卡、摄像头、加密狗等硬件设备,并且工作正常。在启动软件之前,需确认是否以 1024×768 模式运行。在 Windows XP、Windows 2000、Windows 7.0、Windows 10.0 操作系统环境下,请按以下步骤之一启动图像分析仪软件。

1. 常规方式 开机进入 Windows XP、Windows 2000、Windows 7.0、Windows 10.0 操作系统,单击"开始"按钮,在"开始"菜单中选择"程序"选项,在右边弹出的"程序"菜单中,选择相应功能程序选项。

2. 快捷方式 开机进入 Windows XP、Windows 2000、Windows 7.0、Windows 10.0 中文操作系统,在"桌面"上,直接双击选择相应功能程序图标。

三、肠系膜微循环观测分析操作说明

(一)功能特点

BI-2000A$^+$微循环观测实验(增强型)系统是为了医学实验室开展失血性休克经典实验而推出的功能独立的肠系膜微循环实验设备,它不仅完整地继承了 BI-2000A$^+$的功能特点而且还与 BL-420F、S 系列生物机能实验系统完整地集合,提供实验需要的恒温兔台和单筒摄像成像装置,图像清晰逼真,方便学生实验操作,在监视生理信号变化的同时,还可观测肠系膜微循环的动态变化。

(二)系统组成

①定制单筒式多级变倍显微成像装置,物镜为 0.7~4.5 倍无级可调,加装 2 个物镜可放大至 9 倍,工作距离 75~220 mm,LED 透射冷光,光通量 1~40 LM 可调。

②可调式 X—Y 二维移动平台。

③内置式 480 线专业彩色 CCD 模拟摄像模块。

④V200 专业图像采集卡,采样分辨率 768×576,支持波形和录像同步记录和回放。

⑤BI-2000A$^+$微循环观测实验系统软件 1 套,内置完整的 420F、S 采集分析系统软件。

⑥配套恒温兔实验台。

（三）操作说明

程序初次运行,如果系统没有安装 BL-420 系列仪器,系统会提示没有找到 BL-420 设备的错误报告,选择"确定",点击工具栏下相应的图标,系统弹出窗口界面(图 4-12)。从图中可以看出,微循环图像观察、测量和分析均在单个界面中完成,用户不必在多个窗口来回切换。整个界面分成:参数设定区域、视频控制区域、录像操作区域、数据操作区域、实验记录区域五大部分,当鼠标移至每个按键时会显示相应的提示信息。在窗口的上部是供用户动态观察的视频图像,在使用默认视频设置时,可以达到 768×576 实时 25 帧/秒的速度,没有任何滞后。用户可以实时观察显微镜下微循环图像,通过调整视野范围和焦距,使图像达到最佳状态。

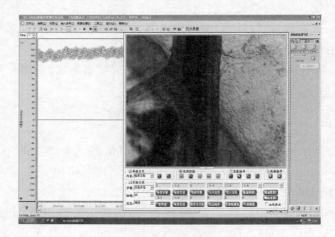

图 4-12 实验系统界面

1. 下面按功能划分,分区域讲解每个按钮的操作功能。

（1）参数设定区域 "内容"下拉框用于确定实验内容, 按钮创建和删除实验名称和步骤, 按钮用于定义测量标准。

（2）视频控制区域 按钮实现全屏切换, 按钮实现标尺的显示与隐藏, 按钮实现视频区域动态图像成凝固状态, 按钮实现自动保存该帧图像, 按钮调节视频属性。

（3）录像操作区域 按钮记录和停止记录相关视频, 按钮选择要打开的录像文件, 按钮直接播放视频文件, 按钮停止视频播放。

（4）数据操作区域 按钮将数据保存成 Excel 数据文件, 按钮调入 Excel 程序进行分析刚才保存的实验结果数据。

（5）实验记录区域 物镜调整到 9 倍,对实验中的相关重要数据进行记录。

2. 系统定标 在测量开始以前,如果用户以前没有定标,应该选择测量定标。定标时,请把微分刻度标尺放到显微镜视野下,显微镜物镜调整到 9 倍下,选择物镜 9X ▼ 确定后,选择 ,在微分刻度尺某刻度的起点按下鼠标左键不放,移动到刻度终点,松开鼠标。系统弹出对话框。在"已标注的长度"栏中输入标尺拉线的实际长度,选择"单位",按"确定",完成定标。系统自动保存定标信息,供以后使用。

3. 设置实验内容和步骤 点击 按钮,弹出下列对话框,可以让用户编辑新的实验内容和相应的实验步骤。

在实验名称和实验内容栏内点击鼠标,可以输入或修改相应的名称,如果需要删除、移动排列次序,请点击上部的按钮,鼠标移动到每个按钮上面都会给出相应的操作提示。按"确定"按钮,系统保存做的任何修改并退出,按"取消",不保存修改退出。参数文件保存在当前程序目录的 Syparm.dat 文件中,请不要删除此文件。

4. 实验参数测量

(1) 确定实验内容　点击 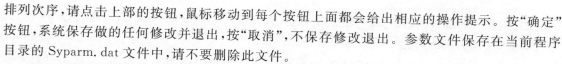 下拉列表,选择需要的微循环实验内容,系统自动设置实验步骤、名称。

(2) 观察视频图像　在微循环显微镜下放入实验活体,调节好焦距,如果图像色彩不满意,按"调节视频色彩"调节亮度、对比度等参数,调节后系统自动将参数保存在 Expparam.ini 文件中。如果想全屏幕观察视频,请在视频区域内双击鼠标左键,系统切换到全屏幕观察,这时无法测量,再双击鼠标左键,回到原来的测量状态。

(3) 开始测量数据　在测量每个参数前,请读出当前的物镜倍数,选择相应的物镜倍数。

①计数类测量:如"血管计数""血管交叉数",点击相应功能按钮后,鼠标指针自动限制在视频区域范围内,只需要点击相应的计数位置,系统自动显示计数值,点击计数完毕,请点击鼠标右键退出计数。

状态选择类功能有"实验步骤"下拉列表、"流态"下拉列表和"渗出"选项,下拉列表选择时在该类选项上点击鼠标左键,系统自动弹出选项供选择。"渗出"选项为开关选择,打钩表示选中,有渗出。系统自动记录测量数据。

②直线类测量:点击相应功能按钮后,在测量的起始点按下鼠标左键不放,拖动到终点放开鼠标左键,测得的长度信息自动记录到相应的栏内。

③流速模拟测量:点击相应功能按钮后,选取一段有代表性的相对较直的血管,顺着血液流速方向拉出直线(类似直线测量方式),调节流速请按"快/慢"(状态)按钮,直到认为接近为止。这种流速测定方式提供了最大的操作简便性,但由于人为地观察判断导致存在一定的误差。观察时间,是否该进入下一步,点击"实验步骤"选项,选择下一步骤的名称,系统自动提示是否所有参数已经测量完毕。重复以上步骤。

在进行参数测定时,系统自动对每一步数据测定的完整性提示备用户自查。测定完成后,各个步骤数据选择数据处理部分的按钮可以完成存档等功能。

(4) 数字录像分析。

①开始/停止数字录像:用户认为某一段视频需要记录、分析时,可以选择 ⬤ 功能,这时系统自动进行记录,同时还可以继续观察测量。要停止录像,请选择 ⬤ 按钮。

系统提示已经按"年-月-日-时-分-秒"方式为该录像取名,如果用户需要重新命名,按"是"。在接下来的对话框内输入想要的名字,点击确定即可。不想改名请按"否"。系统自动将数字录像文件保存到程序运行目录的 Data\MovieData\SeparateAviData 子目录下面,以便于用户管理。

②播放/停止播放数字录像:对刚才录制的数字录像,用户可以选择 ⬤ 按钮选择要打开的录像文件,然后点击 ⬤ 直接播放,这时视频区自动切换到播放状态,点击 ⬤ 录像停止播放,再次点击 ⬤ 视频区域切换回到观察状态。

③录像分析:如果要分析以前录制的录像中目标的运动长度、速率等参数,用户可以选择点击"录像分析" ⬤ 按钮,在系统弹出的录像文件对话框中选择要分析的录像文件,点击"确定"。系统调出录像图像到视频区域中,点击滑动条的左右箭头,录像按 1/25 s 速度播放变化图像,在滑动条的左右区域中点击鼠标,录像按 1 s 的跳跃播放变化的图像,用户还可以拖动滑动条,快速定位到相应的录像位置。

④视频冻结:选择"视频冻结" 按钮,这时视频区动态图像成凝固状态,这时也可以进行计数等测量,再次点击,视频区域切换回到观察状态。

⑤保存冻结图像:图像冻结状态下,如果用户认为当前图像需要保存下来,可以选择 ,这时系统自动保存该帧图像,所保存图像的尺寸大小为 768×576。

(5)数据存档分析 数据处理部分包括所有步骤的测量结果保存为 Excel 数据文件、马上调出 Excel 程序进行分析和 BL-420 系统采集的波形数据等。

①Excel 数据存档:选择 功能可以将测量完成的微循环各个阶段数据保存成 Excel 数据格式。选择该按钮后,在文件保存提示框内输入想保存的文件名称,按"确定"即可。

②Excel 结果数据分析:选择 功能,系统自动调入 Excel 程序进行分析刚才保存的实验结果数据。

③BL-420 系统的波形数据分析:在使用 BI-2000A$^+$ 软件系统开始采集数据之前,若用户选中了工具栏 ☐ 同步录像,那么 BI-2000A$^+$ 软件系统将记录实验的全部过程。实验过程将被保存为与本次实验波形文件同名的 AVI 文件,数据同步反演时系统将自动打开与此实验关联的录像视频并同步反演实验数据。

（邱相君）

第五章　神经和肌肉实验

实验 1　反射弧的分析与脊髓反射的若干特征

【实验目的与原理】

1. 实验目的

（1）通过对脊蛙屈肌反射的分析，探讨反射弧的完整性与反射活动的关系。

（2）掌握反射时的测定方法，了解刺激强度和反射时的关系。

（3）以脊蛙的屈肌反射为指标，观察脊髓反射中枢活动的某些基本特征，并分析其产生的机制。

2. 原理　在中枢神经系统的参与下，机体对于内、外环境的变化所做出的规律性应答称为反射。反射分为条件反射和非条件反射。反射活动的结构基础是反射弧。反射弧由感受器、传入神经、神经中枢、传出神经和效应器五个部分组成。反射的基本过程：感受器感受外界刺激，产生兴奋；兴奋以神经冲动的形式经过传入神经传向神经中枢；神经中枢进行分析和整合后，将信息经过传出神经到达效应器；效应器做出反应，发生规律性应答。引起反射活动的必要条件是反射弧必须保持完整性。反射弧任何一个环节的解剖结构或生理完整性受到破坏后，反射活动就无法实现。

复杂的反射活动需要中枢神经系统的较高级部位的整合才能完成，而较简单的反射只需通过中枢神经系统的低级部位就能完成。切断动物的大脑与脊髓之间的联系，仅保留脊髓的动物称为脊动物。脊动物在手术后暂时丧失反射活动的能力，进入无反应状态，这种现象称为脊休克。脊休克产生的原因是由于脊髓失去了高级神经中枢的调控。脊动物产生的各种反射活动称为脊髓反射。

反射时是指从刺激感受器到效应器引起反射所需的时间。反射时除与刺激强度有关外，反射时的长短与反射弧在中枢神经元的多少以及有无中枢抑制的存在有关。由于中间神经元连接的方式不同，反射活动的范围、持续时间以及反射形成的难易程度都不一样。

脊髓反射具有扩散、抑制、后放、总和等特征。此外，在脊动物反射恢复的后期，会出现较复杂的节间反射。其产生机制是因为脊髓是节段性的，某节段神经元发出的轴突与邻近上下节段的神经元发生联系，通过上下节段之间神经元的协同活动产生反射活动。如刺激动物腰背皮肤，可引起后肢发生一系列节奏性搔扒动作，称为搔扒反射。

【实验对象】

蟾蜍或蛙。

【实验器材与药品】

1. 实验器材　蟾蜍或蛙类手术器械一套、双凹夹、铁支架、肌夹、刺激电极、止血钳、秒表、手术缝合线、纱布、培养皿、烧杯、滤纸片等。

2. 实验药品　0.5%硫酸溶液、任氏液。

NOTE

【实验方法与步骤】

1. 制备脊蛙 取蟾蜍或蛙一只,用自来水将其冲洗干净,确定其枕骨大孔的位置,用探针从枕骨大孔点垂直插入,左右搅动,破坏蟾蜍或蛙大脑与脊髓之间的联系,然后用探针再向上捣毁蟾蜍或蛙的大脑。用肌夹夹住蟾蜍或蛙的下颌,悬挂在铁支架上,如图5-1所示。

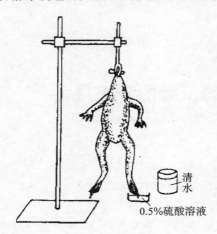

清水

0.5%硫酸溶液

图 5-1 反射时的测定示意图

2. 测定反射时 用培养皿盛0.5%硫酸溶液,用秒表记录蟾蜍或蛙任一后肢的足趾尖从浸入0.5%硫酸溶液至该后肢发生屈曲所需的时间,即反射时。观察后立即将该足趾浸入清水中浸洗数次,再用纱布揩干。按上法重复3次,求其平均值。

3. 总和

(1)空间总和 将两副刺激电极各连接至刺激器后,分别接触蟾蜍或蛙同一后肢互相紧靠的两处皮肤,并找出接近阈值的单个阈下刺激强度。当分别进行单个电刺激时均不引起反应,再以同样的阈下强度,同时刺激上述两处皮肤,观察其有无反射发生。

(2)时间总和 只用一副电极,以上述阈下刺激强度作连续刺激,观察其结果如何。

4. 后放 用适宜强度的连续电刺激蟾蜍或蛙后肢皮肤,直至出现屈肌反射立即停止刺激,观察是否有连续的反射活动发生。并以秒表计算自刺激停止时起,到反射动作结束之间,共持续多长时间。强刺激与弱刺激的结果有何不同。

5. 扩散 以弱的连续电刺激蟾蜍或蛙的前肢,观察其反应部位如何。逐渐加大刺激的强度,观察在强电流刺激下其反应部位是否扩大。

6. 抑制 按照步骤1的方法测定反射时,然后用止血钳夹住一侧前肢,待动物安静后,重复测定上述后肢的反射时,观察其时间是否延长。每次测定反射时后,均需及时用清水洗净揩干皮肤。

7. 搔扒反射 将一块浸以硫酸的滤纸片,贴在蟾蜍或蛙腹部下段皮肤上,可见四肢均向此处搔扒,直到除掉滤纸片为止。

8. 观察屈肌反射 用培养皿盛0.5%硫酸溶液,将蟾蜍或蛙左侧后肢的足趾尖浸于0.5%硫酸溶液中,观察屈肌反射是否发生,在脊动物的皮肤接受伤害性刺激时,受刺激一侧的肢体出现屈曲的反应,关节因屈肌收缩而伸肌弛缓,称为屈肌反射。然后用烧杯盛自来水洗去皮肤上的0.5%硫酸溶液。

9. 剥掉足部皮肤再观察屈肌反射 在趾关节上方皮肤做一环状切口,将足部皮肤剥掉,重复步骤8,观察结果如何。

10. 刺激右侧足趾尖 按步骤1的方法以0.5%硫酸溶液刺激右侧足趾尖,观察反射活动。

11. 剪断坐骨神经 在右侧大腿背侧剪开皮肤,在股二头肌和半膜肌之间分离出坐骨神经,在坐骨神经上做两个结扎,在两结扎间剪断坐骨神经,重复步骤8,观察其结果。

12. 以连续电刺激右侧坐骨神经中枢端 电刺激右侧坐骨神经中枢端,观察蟾蜍或蛙腿部反应。

13. 损毁蟾蜍或蛙脊髓 用金属探针捣毁蟾蜍或蛙脊髓后,再重复步骤8,观察其结果。

14. 电刺激坐骨神经外周端 观察同侧腿的反应。

15. 电刺激右侧腓肠肌 直接用3.0 V电刺激动物右侧腓肠肌,观察其反应。

【实验结果】

(1) 描述各项实验结果,填写入表 5-1。

表 5-1 反射弧的分析与脊髓反射的若干特征的结果

项目	结果	讨论
测定反射时	第 1 次:( )s。间隔:( )s; 第 2 次:( )s。间隔:( )s; 第 3 次:( )s。平均:( )s	
总和现象		
后放		
扩散		
抑制		
搔扒反射		
屈肌反射		
剥掉足部皮肤再观察屈肌反射		
刺激右侧足趾尖,观察屈肌反射		
剪断坐骨神经,电刺激中枢端坐骨神经		
剪断坐骨神经,电刺激外周端坐骨神经		
捣毁脊髓,电刺激中枢端坐骨神经		
电刺激腓肠肌		

(2) 说明屈肌反射的反射弧的组成。

【注意事项】

(1) 制备脊蛙时,损毁颅脑的部位要适当,位置太高因保留部分脑组织而致动物出现自主活动;位置太低影响反射活动的产生。

(2) 测定反射时,每次浸入硫酸的足趾及其范围应该相同,以便每次刺激的部位和强度相同。每次测定后均要给动物洗净足部的硫酸并揩干。

(3) 用硫酸溶液或浸有硫酸溶液的纸片处理动物的皮肤后,应迅速用自来水清洗,以清除皮肤上残存的硫酸溶液,并用纱布揩干,以保护皮肤并防止下一步实验时冲淡硫酸溶液。

【思考题】

(1) 试述刺激脊蛙时,为什么有时反射时过长甚至不出现反射?

(2) 试述为什么剥除蟾蜍或蛙最长足趾皮肤后,屈肌反射消失?

(3) 试分析本实验中屈肌反射和搔扒反射的反射弧。

(4) 试述脊髓反射具有哪些特征?其产生机制是什么?

实验 2 刺激强度、刺激频率对骨骼肌收缩的影响

【实验目的与原理】

1. 实验目的

(1) 学习神经-肌肉实验的电刺激方法。

NOTE

(2) 观察刺激强度的变化对骨骼肌收缩张力的影响。

(3) 观察刺激频率的变化对骨骼肌收缩张力的影响。

2. 原理　神经、肌肉和腺体均为可兴奋组织,其兴奋的表现形式各不相同,神经组织的兴奋表现为动作电位,肌肉组织的兴奋主要表现为收缩活动。所以,观察肌肉是否收缩可以判断它是否产生了兴奋。一个刺激能否引起可兴奋组织兴奋,不仅取决于刺激的形式,还与刺激的强度、刺激的作用时间、强度-时间变化率这 3 个要素有关。用方形电脉冲刺激组织,组织的兴奋性只与刺激强度、刺激时间有关,在保持足够的刺激时间不变时,若刺激强度过小,不能引起任何反应;随着刺激强度增加,刚能引起组织发生兴奋的刺激称为阈刺激,所达到的刺激强度称为阈强度,能引起组织发生最大兴奋的最小刺激,称为最大刺激,所达到刺激强度称为最大刺激强度,对于神经、肌肉来讲能够引起标本的最大反应的最小刺激强度为最适刺激强度,该刺激称为最适刺激。

当给予骨骼肌一个短暂而有效的刺激时,肌肉发生一次收缩反应,称为单收缩。单收缩的全部过程包括潜伏期、收缩期和舒张期。蛙的坐骨神经肌肉标本单收缩的总时程约为 0.12 s,其中潜伏期约占 0.01 s,收缩期约占 0.05 s,舒张期约占 0.06 s。若给予标本相继两个最适刺激,使两次刺激的间隔小于该肌肉收缩的总时程时,则会出现一个连续的收缩,称为复合收缩。若两个刺激的时间间隔短于肌肉收缩总时程,而长于肌肉收缩的潜伏期和收缩期时程,使后一刺激落在前一刺激引起肌肉收缩的舒张期内,则出现上一次收缩尚未完全舒张,又引起第二次收缩;若两次刺激的间隔短于肌肉收缩的收缩期,使后一刺激落在前一次刺激引起收缩的收缩期内,则出现一次收缩正在进行,接着又产生一次收缩,收缩的幅度高于单收缩的幅度。

肌肉的收缩形式不仅与刺激的形式、刺激强度有关,还与刺激频率有关。若给予标本一连串的最适刺激,则因刺激频率的不同会得到一连串的单收缩、不完全强直收缩或完全强直收缩的复合收缩。

【实验对象】

蟾蜍或蛙。

【实验器材与药品】

1. 实验器材　BL-420S 生物信号采集系统、张力换能器、电刺激器、肌动器、蛙类手术器械一套、铁支架、双凹夹、滴管、烧杯、纱布、手术缝合线等。

2. 药品　任氏液、30%甘油高渗任氏液。

【实验方法与步骤】

1. 制备离体坐骨神经-腓肠肌标本　方法同实验 4,标本在任氏液中稳定 10～20 min,备用。

2. 制备在体腓肠肌标本

(1) 损毁蟾蜍或蛙的大脑和脊髓　取 1 只蟾蜍或蛙,用自来水冲洗干净,左手固定好,后用金属探针从枕骨大孔处进针,损毁动物的大脑和脊髓。

(2) 固定脊蛙　将蟾蜍或蛙腹位固定于蛙板上,剥离一侧下肢自小腿根部起的皮肤。

(3) 分离腓肠肌　将腓肠肌分离到膝关节,并在跟腱的下方穿线结扎,连同结扎线将跟腱剪下。

(4) 固定膝关节　在膝关节旁钉蛙钉,以固定住膝关节。

3. 连接实验仪器装置

(1) 仪器连接　将刺激电极插头与 BL-420S 生物信号采集系统的刺激接口相连。张力换能器的输入端与 BL-420S 生物信号采集系统的 CH_1 接口相连。

(2) 离体标本的固定　将肌动器固定于铁支架上,张力换能器固定在肌动器的正上方,将坐骨神经置于肌动器的刺激电极上,股骨残端插入肌动器的小孔内并固定,腓肠肌跟腱上的结

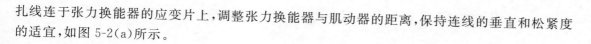

扎线连于张力换能器的应变片上,调整张力换能器与肌动器的距离,保持连线的垂直和松紧度的适宜,如图 5-2(a)所示。

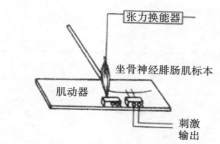
(a)离体坐骨神经-腓肠肌标本实验装置

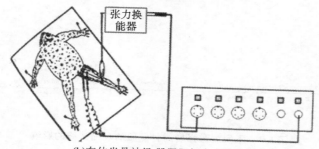
(b)在体坐骨神经-腓肠肌标本实验装置

图5-2 离体与在体标本的连接示意图

（3）在体标本的固定 将腓肠肌跟腱上的结扎线连于张力换能器的应变片上,将刺激电极平贴于腓肠肌上,如图 5-2(b)所示。

4. 记录肌肉收缩曲线

（1）打开计算机,启动 BL-420S 生物信号采集系统,点击菜单"实验项目",选择"肌肉神经实验",再选择"刺激强度对骨骼肌收缩的影响"和"刺激频率对骨骼肌收缩的影响"。

（2）记录肌肉收缩曲线。

5. 观察项目

（1）改变刺激强度,记录肌肉收缩张力曲线。

①阈刺激:根据设置的刺激参数,逐渐增大刺激强度,刚能引起腓肠肌收缩的刺激强度为阈强度,该刺激为阈刺激。②最适刺激:刺激强度逐步增大,可记录到收缩张力逐步升高的曲线图,直到最后收缩张力的幅度不再随刺激强度的增加而增加,即为最大收缩,达到最大收缩的最小刺激强度的刺激,即为最适刺激。

（2）改变刺激频率,记录肌肉收缩张力曲线。

①单收缩:用阈上刺激作用于坐骨神经或腓肠肌,当刺激频率较低时,描记出单收缩曲线。②不完全强直收缩:随着刺激频率的增加,描记出锯齿状的不完全强直收缩曲线。③完全强直收缩:继续逐次增加刺激频率,描记出平滑的完全强直收缩曲线。

【实验结果】

找出阈刺激、最适强度,阈刺激与最适强度之间的为阈上刺激。

（1）记录"刺激强度与肌肉收缩张力之间的关系"曲线,结果如图 5-3 所示。

（2）改变刺激频率,记录骨骼肌的收缩曲线,结果如图 5-4 所示。

（3）统计全班各组的实验结果,实验结果以平均值±标准差表示,填写表 5-2。

NOTE

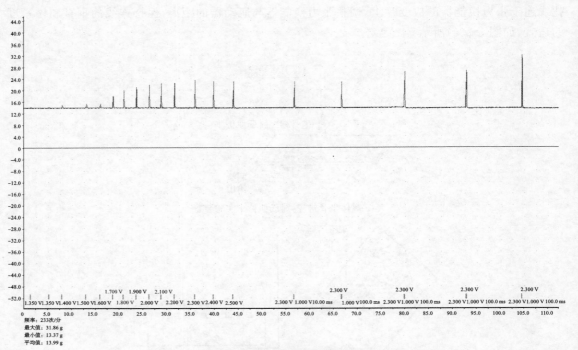

频率：233次/分
最大值：31.86 g
最小值：13.37 g
平均值：13.99 g

图 5-3　不同刺激强度对骨骼肌的收缩曲线的影响

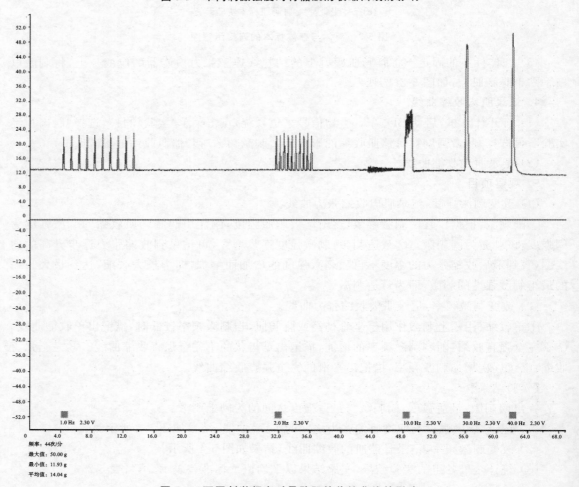

频率：44次/分
最大值：50.00 g
最小值：11.93 g
平均值：14.04 g

图 5-4　不同刺激频率对骨骼肌的收缩曲线的影响

表 5-2 刺激强度对骨骼肌收缩曲线的影响

组别	第 1 组	第 2 组	第 3 组	第 4 组	…	平均/g
动物性别						
动物体重						
阈强度/g						
最适刺激强度/g						

【注意事项】

（1）每两次刺激之间要让标本休息 30 s，连续刺激不可超过 5 s，以防标本疲劳。

（2）经常给标本滴加任氏液，以保持标本良好的兴奋性。

（3）在整个连接过程中不可用力牵拉张力换能器，以免超出张力换能器的量程，造成张力换能器的损坏。

（4）找出最适刺激强度，勿用过强的刺激刺激神经和肌肉，以免造成标本的损伤。

（5）实验过程中，张力换能器应与标本连线的张力保持不变。

【思考题】

（1）试述为什么随着刺激强度从阈强度到最适刺激强度逐渐增大时，单收缩的幅度越来越高？

（2）试述为什么随着刺激频率的逐渐增大，骨骼肌的收缩形式发生了变化？

（3）如果某一肌肉单收缩的收缩期为 50 ms，舒张期为 60 ms，从理论上讲，这块肌肉的临界融合频率是多少？

（4）你所制作的标本兴奋性如何？ 如何保持标本在实验过程中的机能稳定性？

实验 3 神经干动作电位、传导速度和不应期的测定及药物的影响

【实验目的与原理】

1. 实验目的

（1）学习离体神经干动作电位的记录方法。

（2）了解蛙类坐骨神经干的单相、双相动作电位的记录方法，并能判别、分析神经干动作电位的基本波形，测量其潜伏期、幅值及时程。

（3）了解坐骨神经干产生动作电位后其兴奋性的规律性变化。

（4）了解神经干动作电位传导速度及其不应期的测定方法。

（5）观察分析局麻药对蟾蜍坐骨神经干动作电位、传导速度及不应期的影响。

2. 原理 具有兴奋性的组织和细胞，可对适宜刺激表现出兴奋。刺激要引起组织细胞发生兴奋，必须使以下 3 个参数达到某一临界值：刺激的强度、刺激的作用时间以及刺激强度对时间的变化率。神经纤维受到足够强度的电刺激后，在静息电位的基础上神经纤维会发生一次膜两侧电位的快速而可逆的翻转和复原，这种电位变化被称为动作电位，它是神经兴奋的客观标志。阈强度一般可作为衡量细胞兴奋性的基本指标，它与兴奋性之间呈反比例关系，即阈强度越大，细胞的兴奋性越低；反之，则表示细胞的兴奋性越高。

单根神经的动作电位是呈"全或无"的。但由于神经干是由粗细不等、兴奋性不同的多根神经纤维共同组成的，其动作电位是复合动作电位，该复合动作电位幅度在一定范围内可随刺激强度的增大而增大。当神经干中所有神经纤维均兴奋后，此时复合动作电位的幅度将不再

NOTE

继续增加。动作电位可沿细胞膜做不衰减性的传导,因此,在神经干的一端给予适当的电刺激,可在另一端记录到神经干的复合动作电位。值得注意的是,此实验记录到的复合动作电位,并不是神经纤维细胞内外的电位差,而是由于神经纤维细胞产生的动作电位在传导时引起膜电位的变化,导致两个记录电极之间产生的电位差。记录的方法不同,记录到的动作电位也存在双相和单相之分。

如果将两个引导电极置于正常完整的神经干表面,兴奋波将先后通过两个电极,便可引导出两个方向相反的电位波形,称为双相动作电位。如果两个引导电极之间的神经纤维完全损伤,兴奋波只通过第一个引导电极,不能传至第二个引导电极,则只能引导出一个方向的电位偏向波形,称为单相动作电位。

神经纤维的功能是传导兴奋(即动作电位),动作电位在神经纤维的传导是以局部电流的形式来传导,其传导速度受神经纤维的直径大小、有无髓鞘等因素的影响。一般情况下,可采用电生理的方法测定神经纤维的传导速度。测定神经冲动在神经纤维上传导的距离(s)与通过这段距离所需要的时间(t),即可根据 $v=s/t$ 而求出神经冲动的传导速度。蛙类坐骨神经干传导的速度为 35~40 m/s。

神经纤维在一次兴奋过程中,其兴奋性可发生周期性的变化,包括绝对不应期、相对不应期、超常期和低常期。本实验采用双脉冲刺激测定神经干的兴奋性变化。首先给予一个适宜的阈上刺激,在神经发生兴奋后,按不同的时间间隔内给予参数完全相同的第二个刺激,间隔时间过短时不产生动作电位,当两个刺激间隔时间增加达到一定值时,此时第二个刺激刚好能引起一个极小的动作电位,这时两个刺激间隔时间即为绝对不应期。继续增大两个刺激的间隔时间,这时由第二个刺激产生的动作电位逐渐增大,当两个刺激间隔时间达到某一值时,由第二个刺激产生的动作电位的幅度刚好和由第一个刺激产生的动作电位的幅度相同,这时两个刺激间隔时间即为相对不应期。继续增大间隔时间,此时由两个刺激脉冲产生的动作电位将始终保持完全一致。

局麻药溶液只有同时存在不带电荷的碱基和阳离子时才能发挥较好的麻醉效果。阳离子不能通过神经膜,当不带电荷的脂溶性碱基通过神经膜后,其处于水相状态又可解离,使阳离子能迅速与轴膜结合而阻滞神经传导。随局麻药浓度的增加,将降低神经去极化的速度与程度,同时降低复极化的速度与传导速度,使不应期延长,直至去极化无法达到阈电位而呈完全阻滞状态。

【实验对象】

蟾蜍或蛙。

【实验器材和药品】

1. **实验器材** 蛙类手术器械一套、神经标本屏蔽盒、刺激电极、引导电极、BL-420S 生物信号采集系统、纱布、滤纸、张力换能器、滴管。

2. **实验药品** 任氏液、2%普鲁卡因溶液。

【实验方法与步骤】

1. **离体坐骨神经干-胫神经、腓神经标本的制备** 制备方法基本同坐骨神经-腓肠肌标本的制备,但无须保留股骨和腓肠肌。坐骨神经干要求尽可能长些。认清坐骨神经及其走向后,在靠近脊柱处将神经主干穿线结扎,并在结扎线上方剪断神经,线头保留约 1 cm,用镊子夹住线头,提起坐骨神经进行分离,剪去神经干的所有分支和结缔组织,至腘窝处可见两条分支,即胫神经和腓神经。剪去其中任一分支(腓神经较浅,易分离,常保留),继续分离留下的另一分支(也可两支均保留),直至脚趾端。用线结扎,在结扎线的远端剪断腓神经,保留一小段线头(约 1 cm),将此完全游离的坐骨神经干置于盛有任氏液的玻璃皿中备用,同法分离另一根坐骨神经干备用。

2. 仪器连接和调试

（1）导线连接　神经标本屏蔽盒的两对引导电极分别与 BL-420S 生物信号采集系统相连接，神经标本屏蔽盒的刺激电极连接至刺激输出端，地线接地。必须避免连接错误或接触不良。

（2）标本放置　将制备好的坐骨神经标本从任氏液中轻轻取出，放置于神经标本屏蔽盒的电极上，注意将神经的近中枢端置于刺激电极上，远中枢端置于引导电极上，放置过程中不要使神经牵拉、折叠、缠绕。同时注意在神经干上滴加任氏液以保持神经湿润。

3. 观察项目

（1）神经干动作电位的记录及其传导速度的测定。

①观察不同刺激强度对神经干动作电位的影响。逐渐增大刺激强度，观察动作电位波形的变化，找出刚能引起微小的神经干动作电位的刺激强度（阈强度）和引起最大动作电位幅度的最小刺激强度（最大刺激强度）。②观察双相动作电位的波形。读出最大刺激时双相动作电位上下相的幅度和整个动作电位持续的时间数值。③观察双相动作电位的波形。将神经干标本放置的方向倒置后，观察双相动作电位的波形有无变化。④动作电位传导速度的测定。给予神经干最大刺激强度后，可观察到先后形成的两个双相动作电位波形。测量两个动作电位起点的间隔时间 t 和神经标本屏蔽盒中两对引导电极之间的距离 s（即测定 $r_1 \sim r_2$ 的间距），再根据公式 $v = s/t$，求出神经冲动的传导速度。⑤观察单相动作电位。用镊子将两个引导电极 r_1、r_2 之间的神经夹伤，再刺激时呈现的即是单相动作电位。读出最大刺激时单相动作电位的振幅值和整个动作电位持续的时间数值。

（2）神经兴奋不应期的测定　取另一制备好的坐骨神经干置于神经标本屏蔽盒中。调节刺激强度至最大刺激强度，引导出双相动作电位。调节连续单次刺激的间隔时间，使屏幕上出现两个独立的双相动作电位波形。逐渐下调间隔，使后一个动作电位波形逐渐向前一个动作电位融合。当后者波幅突然变小时，此点为 T_2，表示已进入前一次动作电位的相对不应期；继续下调间隔，当后者突然消失时，此点为 T_1，表示已进入前一次动作电位的绝对不应期。从刺激伪迹开始到 T_1 之间这一时期即为绝对不应期，T_1 到 T_2 之间这一时期即为相对不应期。

找出波宽为某一数值时的阈上刺激范围，并记下阈刺激、最大刺激的数值。打印双相与单相动作电位波形，测出其最大幅值及持续时间。计算神经冲动的传导速度：$v = s/(t_2 - t_1)$。打印神经干兴奋不应期变化过程的波形，标出神经干动作电位不应期。

（3）观察局麻药对神经干动作电位的阻断作用　在两个引导电极之间的神经用 2% 普鲁卡因溶液阻断或用镊子夹伤后观察神经干动作电位波形的变化。

【实验结果】

描述各实验步骤的结果。

【注意事项】

（1）在神经干分离过程中切勿损伤神经组织，以免影响实验结果。

（2）神经干标本应尽可能长，最好在 8 cm 以上，并必须经常用任氏液湿润神经干以保持其良好的兴奋性。

（3）保持神经干刺激电极、引导电极和接地电极均接触良好。

（4）两对引导电极间的距离应尽可能大。

【思考题】

（1）神经干动作电位是如何产生的？符合"全或无"规律吗？为什么？

（2）试述神经干双相动作电位是如何产生的？

（3）试述为什么双相动作电位的上升相与下降相图形是不对称的？

（4）为什么在引导双相动作电位后再引导单相动作电位时，有时候动作电位的下降相消

NOTE

除不干净？

(5) 能否在人体上测定运动传出纤维的冲动传导速度？

(6) 如何区分刺激伪迹和动作电位？

实验4　坐骨神经-腓肠肌标本制备

【实验目的与原理】

1. 实验目的

(1) 学习生理学实验基本的组织分离技术。

(2) 掌握制备蛙类坐骨神经-腓肠肌标本的方法。

(3) 熟悉并掌握生理学实验常用器械的使用和基本操作技术。

2. 原理　蟾蜍和蛙是两栖类动物,两栖类动物的一些基本生命活动和生理机能与温血动物类似,但其离体组织、器官保持活性所需的实验条件较简单,实验过程易被控制和掌握,所以蛙类的神经-肌肉标本常用于研究组织的兴奋性、传导性和刺激的一些规律和特性。

坐骨神经和腓肠肌均属于可兴奋组织,给予坐骨神经一个适宜的刺激可产生一个可以传导的动作电位,引起其所支配的肌肉(腓肠肌)收缩。将蟾蜍或蛙的坐骨神经-腓肠肌标本置于任氏液中,其活性可以在几小时内保持不变。因此制备蟾蜍或蛙的坐骨神经-腓肠肌标本,可用于观察组织的兴奋性、传导性以及刺激与肌肉收缩等基本生理现象和过程。

【实验对象】

蟾蜍或蛙。

【实验器材和药品】

1. 实验器材　蛙类手术器材一套:蛙板、蛙钉、粗剪刀、眼科剪、眼科镊、有齿镊、无齿镊、金属探针、玻璃分针、锌铜弓、滴管、烧杯、培养皿、托盘、滤纸、纱布、手术缝合线等。

2. 实验药品　任氏液。

【实验方法与步骤】

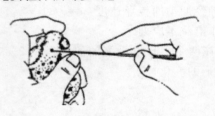

图 5-5　枕骨大孔位置的固定

1. 损毁蟾蜍或蛙的大脑和脊髓　取蟾蜍或蛙一只,用自来水冲洗干净。右手握蟾蜍或蛙,然后用左手无名指和小指固定蟾蜍两后肢,中指和无名指固定蟾蜍两前肢,食指固定蟾蜍的下颌,拇指按压蟾蜍背部。右手持金属探针从枕骨大孔垂直刺入(图 5-5),左右搅动金属探针,破坏大脑与脊髓之间的联系,然后将探针向前通过枕骨大孔刺入颅腔,左右搅动,捣毁脑组织。接着将探针抽回至进针处,使针尖转向尾端,捻动金属探针使其刺入椎管,反复提插捣毁脊髓。若脑和脊髓破坏完全,蟾蜍处于瘫痪状态,四肢完全松软,失去一切反射活动。

2. 剪去躯干上部及内脏　左手提住动物脊柱,右手持粗剪刀在骶髂关节水平面(第 4 腰椎水平)以上 0.5～1 cm 处剪断脊柱。左手握住蟾蜍的后肢,用拇指压住骶骨,使蟾蜍头与内脏自然下垂,右手持粗剪刀,沿脊柱两侧剪除内脏及头胸部,留下后肢、骶骨、脊柱以及紧贴在脊柱两侧的坐骨神经(图 5-6)。剪去过程中注意勿损伤坐骨神经。

3. 剥除蟾蜍的皮肤　一只手捏住脊柱的断端(注意不要捏住脊柱两侧的神经),另一只手捏住其皮肤的边缘,向下剥去全部后肢的皮肤。将标本放在干净的任氏液中。将使用过的探针、剪刀全部冲洗干净。

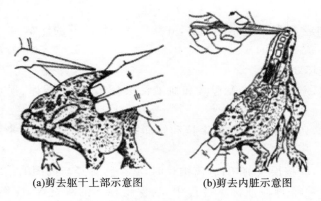

(a)剪去躯干上部示意图　　(b)剪去内脏示意图

图 5-6　剪去躯干上部及内脏的示意图

4. 制备坐骨神经-腓肠肌标本

（1）分离两腿　用镊子夹住脊柱将标本提起，左手捏住脊柱断端，使其背面朝上、两腿下垂，剪去向上突起的尾骨（注意勿损伤坐骨神经）。然后将脊柱腹侧向上，左手的两个手指捏住脊柱断端的横突，另一只手将两后肢抬起，形成一个平面。此时用粗剪刀沿正中线将脊柱盆骨分为两半。将一半后肢标本置于任氏液中备用，另一半后肢进行下列操作。

（2）游离坐骨神经　蛙类的坐骨神经是由第 7、8、9 对脊神经从相对应的椎间孔穿出汇合而成，其行走于脊柱的两侧，到肛门处绕过坐骨联合，到达后肢背侧，行走于梨状肌下的股二头肌和半膜肌之间的坐骨神经沟内，到达膝关节腘窝处又分支进入腓肠肌。

将标本腹面朝上，用蛙钉固定，使其尽量展开。用玻璃分针沿脊柱旁向下游离坐骨神经，沿股二头肌和半膜肌之间的坐骨神经沟纵向分离暴露坐骨神经，将神经一直游离至腘窝，用眼科剪剪去其分支。同样用玻璃分针将腓肠肌与其下的结缔组织分离，并在跟腱处穿线、结扎。

（3）制备坐骨神经-腓肠肌标本　将游离干净的坐骨神经从脊柱根部剪断，并将其搭于腓肠肌上，从膝关节周围剪掉大腿肌肉，并用粗剪刀将股骨刮干净，然后在股骨下 1/3 处剪断，完成坐骨神经小腿标本的制备。

在腓肠肌肌腱处穿线结扎，于结扎处远端剪断肌腱。游离腓肠肌至膝关节处，然后从膝关节下方将小腿其余部分剪掉，这样就制得坐骨神经-腓肠肌标本，如图 5-7 所示。将制备好的标本置于任氏液中。

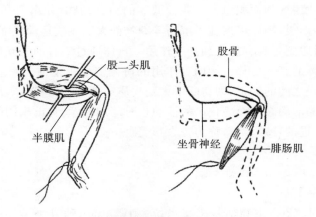

图 5-7　坐骨神经-腓肠肌标本的制备

5. 标本活性的检查　用经任氏液蘸湿的锌铜弓迅速接触坐骨神经，如腓肠肌发生明显而灵敏的收缩，表示标本的兴奋性良好，即可将标本放在盛有任氏液的培养皿中，以备实验之用。

【实验结果】

掌握制备坐骨神经-腓肠肌标本的方法,并获得兴奋性良好的标本。

【注意事项】

(1)脑与脊髓破坏要彻底。

(2)操作过程中,避免动物体表毒液和血液污染标本,避免压榨、损伤、过度牵拉神经和肌肉。

(3)制备标本时,切忌用金属器械牵拉和触碰神经干,也不能用自来水冲洗标本,否则会影响标本的活性。

(4)分离肌肉时,应按层次剪切;分离神经时,必须将神经与周围的结缔组织剥离干净。

(5)在制备坐骨神经-腓肠肌标本过程中,为保持标本的兴奋性,应经常给神经和肌肉滴加任氏液,防止标本表面干燥。

【思考题】

(1)为什么在分离神经和肌肉时必须使用玻璃分针而不可以使用金属器械?

(2)试分析制备的坐骨神经-腓肠肌标本有时候会产生自发性的收缩的原因。遇到这种情况应如何处理?

(3)为什么制备的坐骨神经-腓肠肌标本不能用清水冲洗?

实验5 大脑皮质运动区的机能定位与去大脑僵直

【实验目的与原理】

1. 实验目的

(1)通过电刺激家兔大脑皮质不同部位,观察大脑皮质运动区的机能定位现象。

(2)观察去大脑僵直现象,了解高位中枢对肌紧张的调节作用。

2. 原理 大脑皮质运动区是调节躯体运动的高级神经中枢,在人和高等动物中它主要位于中央前回和运动前区。它通过其下行通路控制脑干和脊髓运动神经元的活动,从而调节肌肉运动。大脑皮质运动区具有精细的功能定位,电刺激大脑皮质运动区的不同部位,能引起特定的肌肉或肌群收缩。功能代表区的大小与运动的精细复杂程度有关,运动愈精细和(或)愈复杂的肌肉,其功能代表区的面积愈大。在较低等的哺乳动物,如家兔和大鼠中,大脑皮质运动区机能定位已初步形成,因此可借此了解高等动物的大脑皮质运动机能的生理特性。

中枢神经系统对肌紧张具有易化和抑制作用。机体通过二者的相互作用保持骨骼肌适当的紧张度,以维持机体的正常姿势。这两种作用的协调需要中枢神经系统保持完整性。如果切断动物中脑上、下丘之间的脑干,则切断了大脑皮质运动区和纹状体等部位与网状结构的功能联系,造成抑制区的活动减弱而易化区的活动相对地加强,动物出现四肢伸直、头尾昂起、脊柱挺直等伸肌紧张亢进的特殊姿势,称为去大脑僵直。

【实验对象】

家兔,体重(2.0±0.5)kg,雌雄不限。

【实验器材与药品】

1. 实验器材 BL-420S生物信号采集系统、刺激电极、哺乳类动物手术器械一套、颅骨钻、咬骨钳、纱布、棉球等。

2. 实验药品 20%氨基甲酸乙酯溶液、0.9%氯化钠注射液、液体石蜡等。

【实验方法与步骤】

1. 麻醉 取家兔一只,放在婴儿秤上称重,然后取20%氨基甲酸乙酯溶液按3.3 mL/kg

(0.66 g/kg)剂量经耳缘静脉注射,使家兔达到浅麻醉的状态。

2. 气管插管 剪除家兔颈部兔毛,沿颈部正中线切开皮肤,暴露气管,放置气管插管;分离两侧的颈总动脉,穿线备用。

3. 头部手术 翻转动物,改为腹位固定,剪去其头顶部的毛,从眉间至枕部将头皮和骨膜纵行切开,用刀柄向两侧剥离肌肉和骨膜,用颅骨钻在冠状缝后,再在矢状缝外的骨板上钻孔。

用咬骨钳扩大创口,暴露一侧大脑皮质,用注射针头挑起硬脑膜,小心剪去创口部位的硬脑膜,将 37 ℃的液体石蜡滴在脑组织表面,以防大脑皮质干燥。术中要随时注意止血,防止伤及大脑皮质和矢状窦。

4. 观察项目

(1)刺激皮层的效应:逐点依次刺激大脑皮质的不同区域,观察躯体的运动反应,并将结果标记在大脑半球侧面观的示意图上,如图 5-8 所示。

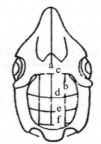 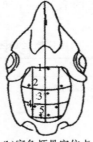

(a)家兔颅骨定位示意图　　(b)家兔颅骨定位点

图 5-8　家兔颅骨定位示意图与定位点

注:a. 矢状线;b. 旁矢状线;c. 切迹直线;d. 冠状线;e. 顶冠间线;f. 顶间前线。

1. 定点位 1;2. 定点位 2;3. 定点位 3;4. 定点位 4;5. 定点位 5。

(2)去大脑僵直:用小咬骨钳将所开的颅骨创口向外扩展至枕骨结节,暴露出双侧大脑半球后缘。结扎两侧的颈总动脉。用左手将动物头托起,右手用刀柄从大脑半球后缘轻轻翻开枕叶,即可见到中脑上、下丘部分,对准家兔的口角的方位插入,成 45°角插至颅底并向左右拨动,以彻底切断脑干。使家兔侧卧,10 min 后,可见家兔的四肢伸直,头昂起,尾上翘,呈角弓反张状态,如图 5-9 所示。

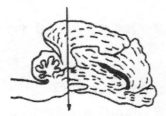 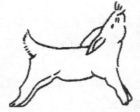

(a)脑干切断线　　　　　(b)家兔去大脑僵直现象

图 5-9　去大脑僵直现象

不开颅法去大脑僵直实验　家兔麻醉、皮肤切开方法同开颅法。首先暴露人字缝、矢状缝和冠状缝,在人字缝与冠状缝连线(即矢状缝)的前 2/3 和后 1/3 交界处向左或向右旁开 5 mm 为穿刺点,如图 5-10 所示。用探针在穿刺点上钻一小孔,在颅顶呈现水平状态时,用 7 号注射针头自小孔垂直插入颅底并左右划动,完全横断脑干,数分钟后,可见动物四肢慢慢伸直,头后仰,尾上翘,呈角弓反张状态。如效果不明显,可将针略向前倾斜,再次重复横断脑干动作,即可出现去大脑僵直现象。

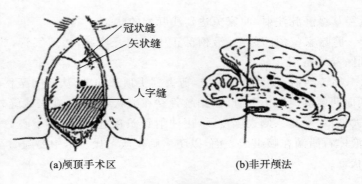

(a)颅顶手术区　　　　　(b)非开颅法

图 5-10　不开颅法示意图

注:黑点表示钻开颅骨的部位,直线表示去大脑僵直实验的脑部切断线。

【实验结果】

描述逐点刺激大脑皮质的各个部位时,躯体产生的反应和去大脑僵直现象,填写于表 5-3 中。

表 5-3　大脑皮质运动区的机能定位与去大脑僵直现象

实 验 项 目		结　果
大脑皮质运动区 机能定位	位点 1	
	位点 2	
	位点 3	
	位点 4	
	位点 5	
去大脑僵直		

【注意事项】

(1) 家兔麻醉不宜过深,否则影响刺激效应。

(2) 开颅手术中注意不要压迫家兔身体,以免造成动物窒息死亡。

(3) 开颅手术中应及时止血,注意勿伤及大脑皮质。

(4) 刺激大脑皮质引起的骨骼肌收缩,往往有较长的潜伏期,故每次刺激应该持续 5～10 s才能确定有无反应。刺激大脑皮质时,刺激不宜过强,刺激的强度应从小到大进行调节,否则影响实验结果。

(5) 切断部位要准确,切断部位过低会伤及延髓呼吸中枢,导致呼吸停止。如横切部位过高,则不出现去大脑僵直现象,可向尾侧再切一刀。

【思考题】

(1) 为什么刺激大脑皮质时,采用连续刺激,而不用单刺激?

(2) 为什么在电刺激家兔四肢运动区时,家兔会出现咀嚼运动?

(3) 为什么去大脑僵直表现为伸肌紧张度增强?

(4) 如果切断动物脑干后,去大脑僵直现象不明显,其可能原因有哪些?

实验 6　去小脑动物的观察

【实验目的与原理】

1. 实验目的

(1) 观察毁损小鼠一侧小脑后出现的运动功能障碍。

（2）了解正常的小脑功能。

（3）观察动物的小脑损伤后对其肌紧张和身体平衡等躯体运动的影响。

2. 原理 小脑是躯体运动的重要调节中枢。小脑对于维持姿势、调节肌紧张、协调和形成随意运动均有重要作用，根据小脑的传入、传出纤维联系，可将小脑划分为3个主要的功能部分，即前庭小脑、脊髓小脑和皮层小脑。前庭小脑主要由绒球小结叶构成，与身体姿势平衡功能密切相关，故前庭小脑受损后将导致身体姿势平衡失调。脊髓小脑由小脑前叶和后叶中间带构成，其中，前叶与肌紧张调节有关；后叶中间带也有控制肌紧张的功能，并且在执行大脑皮层发动的随意运动方面也具有十分重要意义。因此，脊髓小脑受损后将引起肌紧张调节和随意运动失调。皮层小脑是指后叶的外侧部，小脑皮层与大脑皮层运动区、感觉区、联络区之间的联合活动和运动计划的形成及运动程序的编制有关，故皮层小脑受损后将导致精巧运动失调。

【实验对象】

小鼠。

【实验器材与药品】

1. 实验器材 手术刀、组织剪、金属探针、镊子、小鼠实验台、钟罩、棉球、纱布、橡皮筋等。

2. 实验药品 乙醚溶液等。

【实验方法与步骤】

1. 术前观察 观察手术前小鼠在实验台上的正常运动情况。

2. 麻醉 将小鼠置于钟罩内，取医用脱脂棉球浸入乙醚溶液内，然后将浸透乙醚溶液的棉球置于钟罩内，麻醉小鼠，仔细观察小鼠的活动情况，当其出现运动停止、呼吸变慢时停止麻醉。注意不可麻醉过深，以免小鼠因麻醉窒息而死亡。

3. 手术（损伤一侧小脑） 将小鼠腹卧位固定于小鼠实验台上，用镊子提起头部皮肤，沿两耳间头部正中线位置剪开头皮直达耳后缘水平。用左手拇指和食指捏住小鼠头部两侧，用手术刀柄将颈肌轻轻往后剥离，暴露顶间骨。通过透明的颅骨，即可看到小脑的位置，如图5-11所示。在顶间骨一侧的正中位置，用金属探针垂直刺入1～2 mm，然后将探针伸向前方，自前向后，将一侧小脑进行浅层损毁。损毁完成后将探针取出，用医用脱脂棉球压迫止血，用镊子将皮肤复位。

4. 观察项目

（1）待小鼠清醒后观察其运动情况、姿势、肢体的屈伸和肌肉的紧张度。

（2）将小鼠再稍加麻醉，取金属探针于原外位刺入损伤侧的小脑，增加进针深度，约3 mm或更深，尽量完全损毁小鼠的该侧小脑。但也不能过深，否则易损伤延髓导致小鼠立即死亡。然后取出金属探针，用医用脱脂棉球压迫止血。待小鼠清醒后再次观察小鼠的活动情况。

5. 处死小鼠，处理小鼠尸体 实验完成后，将小鼠采用颈椎脱臼法处死，并按实验室规定处理小鼠尸体。

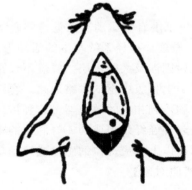

图 5-11 破坏小鼠小脑位置示意图

注：图中黑点表示破坏小脑的位置点。

【实验结果】

描述一侧小脑损伤后，小鼠的姿势和躯体运动有何异常，并填写表5-4。

表 5-4　去小脑小鼠的观察

项　　目	结　　果
正常时小鼠的表现	
损伤小鼠一侧小脑浅层区	
损伤小鼠一侧小脑深层区	

【注意事项】

(1) 一般要求只观察小鼠一侧小脑损毁后的短期效应。

(2) 小鼠的麻醉时间不宜过长,并要密切注意小鼠的呼吸变化,避免因麻醉过深导致小鼠死亡。

(3) 手术过程中如小鼠苏醒或挣扎,可随时用乙醚棉球追加麻醉,但需注意不可麻醉过深。

(4) 左手持小鼠头部时,勿用力过度,防止将小鼠的眼球挤出。分离小鼠肌肉时亦要注意勿损伤过多肌肉。

(5) 捣毁小脑时不可刺入过深,以免伤及中脑、延髓或对侧小脑。

【思考题】

(1) 当小鼠的一侧小脑受损伤后,将出现什么样的运动功能障碍? 其机制是什么?

(2) 采用损毁法来判断中枢神经系统某一部位的正常生理功能时,其局限性是什么?

实验 7　小鼠脊髓半横切与横切

【实验目的与原理】

1. 目的

(1) 学习哺乳动物的脊髓半横切的手术方法。

(2) 观察脊髓半横切后动物的表现,比较切面水平以下两侧肢体的运动功能和感觉功能的差异。

(3) 了解脊髓运动和感觉传导通路中的传导特点。

2. 原理　神经系统基本的活动形式是反射。简单的反射由脊髓完成,如膝跳反射,而复杂的反射则涉及大脑皮层。脊髓不仅是机体的低级反射中枢,而且也是躯体感受器与效应器同脊髓之上各级中枢的联络通路。脊髓把感受器接收到的信息传到大脑,大脑发出的信息又通过脊髓传到相应的效应器。这种传导功能主要由脊髓的白质来完成,白质是由神经元发出的长突起神经纤维组成的。脊髓中的神经纤维按不同的功能顺序排列,一旦脊髓被切断,则可导致切面以下相应部位的感觉或运动功能的丧失。

【实验对象】

小鼠。

【实验器材和药品】

1. 实验器材　手术刀、组织剪、金属探针、镊子、小鼠实验台、钟罩、大头针、橡皮筋、棉球、纱布、手术缝合线、冰冻棉球等。

2. 实验药品　0.9% NaCl 溶液、乙醚溶液等。

【实验方法与步骤】

1. 术前观察　观察手术前小鼠在实验台上的正常运动情况。用大头针针刺小鼠后肢脚趾,观察小鼠反应情况。用冰冻棉球刺激小鼠双侧后肢,观察小鼠的反应情况。

2. 麻醉 将小鼠置于钟罩内,取医用脱脂棉球浸入乙醚溶液内,然后将浸透乙醚溶液的棉球置于钟罩内,麻醉小鼠,仔细观察小鼠的活动情况,当其出现运动停止、呼吸变慢时停止麻醉。注意不可麻醉过深,以免小鼠因麻醉窒息而死亡。

3. 手术 将小鼠腹卧位固定于小鼠实验台上,以拇指和食指摸到小鼠的浮肋为标志,用镊子提起小鼠胸腰部背面皮肤,剪去胸腰部背面皮肤的毛,沿背部正中线用手术刀纵切皮肤,划一约 1.5 cm 长的切口。然后紧贴小鼠第 1~3 腰椎的棘突,用手术刀切开棘突两侧以及椎骨间的肌腱,并用医用棉球和镊子分离肌肉,暴露椎骨。然后用镊子轻轻夹住第 2 腰椎,另一手取组织剪剪去其棘突和椎弓,暴露出白色的脊髓约 2 mm。辨认在脊髓背面正中的纵向血管,即脊髓后静脉,以此为标志,用手术刀或金属探针将一侧脊髓从中央向外侧半横断、完全横断,用浸有 0.9% NaCl 溶液的棉球覆盖创口后缝合皮肤。

4. 观察脊髓半横切后小鼠运动及感觉变化 松绑小鼠四肢,待其苏醒后观察小鼠在实验台上的下列状况。

(1) 比较小鼠两侧后肢脚掌的皮肤颜色有何不同。
(2) 观察小鼠的前肢和两后肢的姿势,并加以比较。
(3) 用镊子夹捏小鼠脊髓损伤一侧的后肢,观察其运动。
(4) 用镊子夹捏小鼠脊髓未损伤一侧的后肢,观察其运动。
(5) 用冰冻棉球分别刺激小鼠的两侧后肢,观察小鼠有无反应。
(6) 用大头针分别针刺小鼠的两侧后肢,观察小鼠有何反应。

5. 观察脊髓完全横切后小鼠运动及感觉变化 在半横断位置,用手术刀或金属探针将一侧脊髓完全横断,然后再以浸有 0.9% NaCl 溶液的棉球覆盖创口后缝合皮肤。松绑小鼠四肢,待其苏醒后观察小鼠在实验台上的下列状况。

(1) 观察小鼠的前肢和两后肢的姿势,并加以比较。
(2) 用镊子夹捏小鼠后肢,观察其运动。
(3) 用冰冻棉球刺激小鼠的后肢,观察小鼠有无反应。
(4) 用大头针针刺小鼠的后肢,观察小鼠有无反应。

【实验结果】
记录小鼠的各项活动,并填写表 5-5。

表 5-5 小鼠脊髓半横切与横切后结果

	项目	结果
	正常情况下,小鼠的反应	
	小鼠两侧后肢脚掌的皮肤颜色	
脊髓半横切	小鼠的前肢和两后肢的姿势	
	用镊子夹捏小鼠脊髓损伤一侧的后肢,观察其运动	
	用镊子夹捏小鼠脊髓未损伤一侧的后肢,观察其运动	
	用冰冻棉球分别刺激小鼠的两侧后肢,观察小鼠有无反应	
	用大头针分别针刺小鼠的两侧后肢,观察小鼠有何反应	

项目		结果
脊髓横切	观察小鼠的前肢和两后肢的姿势	
	用镊子夹捏小鼠后肢,观察其运动	
	用冰冻棉球刺激小鼠的后肢,观察小鼠的反应	
	用大头针针刺小鼠的后肢,观察小鼠的反应	

【注意事项】

(1) 麻醉要适度,麻醉过深易导致小鼠死亡,麻醉过浅则在实验过程中小鼠易苏醒、挣扎。

(2) 横切小鼠一侧脊髓时,注意不要损坏对侧脊髓。

(3) 半横切部位必须在相当于第 2 腰椎的脊髓处,实验效果才好。

(4) 横切小鼠脊髓时不要损伤脊髓背面正中的脊髓后动脉,以免小鼠失血过多。

【思考题】

(1) 半横断小鼠的脊髓时,小鼠的运动与感觉有何变化? 为什么?

(2) 完全横断小鼠的脊髓时,小鼠的运动有何变化? 为什么?

(尚曙玉)

实验8　红细胞渗透脆性实验

【实验目的与原理】

1. 目的　学习红细胞渗透脆性测定方法,理解渗透压对维持红细胞正常形态与功能的重要性。

2. 原理　在生理状态下,红细胞内的渗透压与血浆渗透压是相等的,以维持红细胞双凹圆盘形状。低于血浆渗透压的溶液称为低渗溶液,红细胞在低渗溶液中发生膨胀、破裂,甚至发生溶血的特性,称为红细胞渗透脆性,它反映红细胞对低渗溶液的抵抗能力。

【实验对象】

家兔,重 2.0～2.5 kg,雌雄不限。

【实验器材与药品】

1. 实验器材　试管架、小试管11支、2 mL 吸管1支、吸尔球1个、10 mL 注射器1支、2 mL 注射器1支、9号注射针头1个、显微镜、载玻片、盖玻片、蒸馏水、记号笔等。

2. 药品　20%氨基甲酸乙酯溶液、1%NaCl 溶液等。

【实验方法与步骤】

1. 制备不同浓度的低渗盐溶液　取小试管11支,编号并排列在试管架上。按表6-1向各试管中分别加入不同量的1% NaCl 溶液,再向各试管中加入不同量的蒸馏水,使其总体积为 2 mL。

表 6-1　不同浓度的低渗盐溶液的配置

	试　管　号										
	1	2	3	4	5	6	7	8	9	10	11
1%NaCl 溶液/mL	1.70	1.40	1.30	1.20	1.10	1.00	0.90	0.80	0.70	0.60	0.50
蒸馏水/mL	0.30	0.60	0.70	0.80	0.90	1.00	1.10	1.20	1.30	1.40	1.50
NaCl 溶液浓度	0.85	0.70	0.65	0.60	0.55	0.50	0.45	0.40	0.35	0.30	0.25

2. 动物麻醉与固定　取家兔1只,称重后按 5 mL/kg 剂量经耳缘静脉注射 20%氨基甲酸乙酯溶液,麻醉后将家兔仰卧固定于兔台上。

3. 颈部手术及颈动脉取血　颈前手术野备皮,切开颈前部皮肤,常规操作,分离出一侧颈总动脉,行颈总动脉插管术,开启动脉夹放血至含适量抗凝剂的小烧杯中。

4. 红细胞悬液制备与红细胞渗透脆性观察　用注射器向各试管分别注入一滴血液,血滴大小尽量保持一致,并使其与盐溶液充分混匀,在室温下放置1 h,观察混合液颜色。所出现的现象可分为下列3种。

(1)试管内溶液完全变成透明红色,管底无细胞,说明红细胞完全破裂溶血,称为完全溶血。

(2) 试管内溶液下层呈混浊红色,管底有少量沉淀(红细胞),而上层呈透明红色,表示部分红细胞破裂,释放了其中的血红蛋白,称为不完全溶血。

(3) 试管内溶液下层呈混浊红色,管底有大量红细胞沉淀,上层为无色透明或为极淡的红色液体,这表示红细胞完全没有破裂,称为完全不溶血。

取各组低渗盐溶液中的红细胞,放在载玻片上,盖上盖玻片,在显微镜下观察红细胞形态,比较其差别,并记录该血液标本的红细胞渗透脆性范围(即刚开始出现不完全溶血时的 NaCl 溶液浓度与刚开始出现完全溶血时的 NaCl 溶液浓度)。

【注意事项】

(1) 试管应编号并按顺序加入不同量的 1‰ NaCl 溶液,如果浓度梯度顺序被打乱,则无法解释结果。

(2) 注射器和试管应保持干燥,避免因其他因素引起的溶血。

【思考题】

(1) 为什么同一个体的红细胞的渗透脆性不一致?

(2) 输液时为什么要采用等渗溶液?

(顾静 金戈)

实验 9 影响血液凝固的因素

【实验目的与原理】

1. 目的 了解血液凝固的基本过程及其影响因素。

2. 原理 血液凝固是一种发生在血浆中有多种凝血因子参与的化学连锁反应,其结果是血液由溶胶状态转变为凝胶状态。其过程大致可分为三个阶段:凝血酶原激活物形成,凝血酶原激活成凝血酶,纤维蛋白原转变为纤维蛋白。血液凝固可分为内源性和外源性两个途径。血液凝固的过程受理化因素的影响,当温度、接触面的粗糙程度改变或凝血因子缺乏都会影响血液凝固的速度,甚至导致血液不能凝固。如果直接从血管中抽血观察血液凝固现象,此时血液凝固几乎没有组织因子参与,则其凝血过程主要由内源性途径所激活,若用兔脑粉悬液(脑组织含有丰富的组织因子)启动外源性途径,则主要反映凝血过程的第二、三阶段。若在血浆中加入外源性凝血酶,则可直接观察凝血过程的第三阶段。

【实验对象】

家兔,重 2.0~2.5 kg,雌雄不限。

【实验器材与药品】

1. 实验器材 恒温水浴锅、秒表、手术器械一套、兔手术台、动脉夹、动脉插管、清洁小试管、50 mL 小烧杯 2 个、100 mL 烧杯 1 个、0.5 mL 吸管 6 支、10 mL 注射器、5 号针头、滴管、试管架、带橡皮刷的玻棒、棉花等。

2. 实验药品 20%氨基甲酸乙酯溶液、富血小板血浆、少血小板血浆、兔脑粉悬液、0.025 mol/L $CaCl_2$ 溶液、生理盐水、肝素 5 U(置小试管内)、稀释凝血酶溶液、液体石蜡、碎冰块等。

【实验方法与步骤】

1. 仪器装置 准备好 37 ℃ 恒温水浴锅、秒表。

2. 手术操作 将家兔麻醉与固定后,分离出一侧颈总动脉,在其下方穿两根丝线。用其中一根线将颈总动脉头端结扎,另一根线备用(供固定动脉插管用)。在颈总动脉近心端向心脏方向插入动脉插管(方法同前),用丝线固定。需放血时开启动脉夹即可。

3. 观察与记录

(1) 观察纤维蛋白原在凝血过程中的作用：由颈总动脉插管放血 10 mL，分别注入 2 个小烧杯内，一杯静置；另一杯用带橡皮刷的玻棒不断地搅拌，观察血液的凝固现象。取出玻棒，用水洗净，观察缠绕在玻棒上的纤维蛋白，经过这样处理的血液是否会发生凝固。

(2) 血液凝固的加速和延缓：取干净的小试管 6 支，按表 6-2 准备各种不同的实验条件。由颈总动脉插管放血，各试管分别加血 1 mL，每 30 s 倾斜试管 1 次，直至血液凝固而不再流动为止。记录血液凝固的时间。

表 6-2 影响血凝的因素

实验条件	凝血时间
粗糙面 棉花少许	
液体石蜡润滑整个试管表面	
温度 37 ℃水浴中	
浸在盛有碎冰块的烧杯中	
肝素 5 U(加血后摇匀)	
草酸钾 1～2 mg(加血后摇匀)	

如果肝素管及草酸钾管不出现血液凝固，两管各加 0.025 mol/L $CaCl_2$ 溶液 2～3 滴，观察血液是否会凝固。

(3) 观察内源性及外源性凝血过程：取干燥的小试管 3 支，按表 6-3 分别加入富血小板血浆、少血小板血浆和兔脑粉悬液，第一管、第二管均加入生理盐水。然后同时加入 0.025 mol/L $CaCl_2$ 溶液，摇匀，每 15 s 倾斜试管 1 次，分别记录 3 支试管的血浆凝固时间。试解释血浆加钙后为什么会发生凝固。比较第一管和第二管、第一管和第三管、第二管和第三管的血浆凝固时间，分析产生差别的原因。

表 6-3 内源性和外源性凝血途径的观察

试剂	第一管	第二管	第三管
富血小板血浆	0.2 mL		
少血小板血浆		0.2 mL	0.2 mL
生理盐水	0.2 mL	0.2 mL	
兔脑粉悬液			0.2 mL
0.025 mol/L $CaCl_2$ 溶液	0.2 mL	0.2 mL	0.2 mL
血浆凝固时间			

(4) 凝血酶时间的测定：取小试管 1 支，加入少血小板血浆 0.2 mL，迅速加入稀释的凝血酶溶液 0.2 mL，启动秒表，摇匀后置 37 ℃水浴中。不断倾斜试管，密切观察并记录血浆凝固时间，此即"凝血酶时间"。

【注意事项】

(1) 摇动试管时注意轻轻摇动。

(2) 放血时，最先由插管内流出的含有抗凝剂的血液应弃去。

【思考题】

请分析本实验每一项结果产生的原因。

附：试剂的配置

1. 富血小板血浆和少血小板血浆的制备 取 1％乙二胺四乙酸钠或 0.1 mol/L 枸橼酸钠

抗凝全血(1份抗凝剂加9份全血)。以 1000 r/min 的速度离心 10 min,取上层血浆即为富血小板血浆。取同样抗凝全血以 4000 r/min 的速度离心 30 min,上层血浆即为少血小板血浆。由于血小板容易破坏,最好在实验的当日制备,不用时于 4 ℃冰箱保存。

2. 兔脑粉悬液的制备

(1) 兔脑粉的制备 将新鲜兔脑彻底除去软脑膜及血管网,用生理盐水洗净,置研钵中研碎。除去研不碎的杂质,加 3 倍量的丙酮研磨 0.5 min(注意不要研磨太久,以致成胶状,不易分离。如已成胶状,则需要加少量丙酮,轻轻混匀即可分离)。静置数分钟后,倒去上清液,再加适量丙酮,如此反复 5~6 次,使脑组织完全脱水成灰白色微细粉末状。用滤纸过滤,可除去丙酮,将脑粉摊开,在空气中干燥成为无黏性的颗粒状粉末(亦可用真空抽气机或置于37 ℃温箱中干燥 1 h),脑粉制成后应分装密封,保存于普通 4 ℃冰箱内,半年之内活性不变。

(2) 兔脑粉悬液的制备 取兔脑粉 0.3 g 放入大试管内,加生理盐水 5 mL,混匀,置于 45 ℃水浴中 10 min,并经常摇动。然后以 1000 r/min 的速度离心 1 min(或静置)将大颗粒沉淀弃去,取上层乳白色液体即为兔脑粉悬液。应用前应先检查其活性:取血浆 0.1 mL,兔脑粉悬液 0.1 mL 加 0.025 mol/L $CaCl_2$ 1 mL,观察其凝固时间,如凝固时间为 12~14 s,即可采用;否则应调整其浓度(为使学生实验容易掌握时间,本实验所要求的兔脑粉悬液活性是使血浆凝固时间为 1 min 左右)。兔脑粉悬液置普通 4 ℃冰箱内保存 2 周内其活性恒定。

3. 凝血酶溶液的制备

(1) 浓缩凝血酶溶液的制备 取枸橼酸钠抗凝血浆 100 mL,加冷蒸馏水 1000 mL,保持 0~5 ℃,边搅拌,边缓慢加入 2%醋酸溶液,调节 pH 至 5.3(约需 3.2 mL),此时产生白色混浊,置冰箱过夜。离心后弃其上清液,沉淀物用 25 mL 生理盐水溶解,用 2% Na_2CO_3 调节 pH 至 7.0(约需 2 滴,碱过量时可用醋酸纠正),再加 0.25 mol/L $CaCl_2$ 3 mL,立即用玻棒搅拌,以除去不断生成的纤维蛋白丝。2 h 后,凝血酶充分形成,即得粗制的凝血酶溶液。若加入等量丙酮,离心后弃去上清液,所得沉淀用生理盐水 25 mL 溶解,10 min 后离心。收集上清液,即为精制凝血酶溶液,分装保存于-20 ℃。

(2) 稀释凝血酶溶液的制备 用生理盐水将上述浓缩凝血酶溶液稀释,稀释程度的判定依据是:0.1 mL 稀释液能使 0.1 mL 正常血浆在 16~18 s 凝固。

(顾静 金戈)

实验 10 DIC 模型复制及其凝血功能异常的分析

【实验目的与原理】

1. 目的 测定弥散性血管内凝血(DIC)模型凝血时间,观察肠系膜微循环,了解凝血功能及血压变化。

2. 原理 DIC 是指在多种致病因子的作用下,凝血因子和血小板被激活,大量促凝物质入血,进而微循环中形成广泛的微血栓,同时或者继发纤维蛋白溶解亢进,导致器官功能障碍、出血、溶血性贫血甚至休克的病理过程。临床上很多因素可以导致 DIC 的发生,本实验通过静脉注入高分子右旋糖酐复制 DIC 的动物模型,观察 DIC 时微循环的变化和机制,了解 DIC 对机体的影响。

【实验对象】

家兔,重 2.0~2.5 kg,雌雄不限。

【实验器材与药品】

1. 实验器材　常用手术器械、气管插管、动脉夹、注射器(2 mL、5 mL、50 mL)及针头、烧杯(50 mL、200 mL)、输液装置、微循环显微镜、BL-420生物信号采集系统、兔手术台、婴儿秤、弯盘、三通管、纱布、丝线、棉球、压力换能器等。

2. 实验药品　20%氨基甲酸乙酯溶液、生理盐水、1%肝素溶液、10%高分子右旋糖酐(相对分子质量为30万~50万)溶液等。

【实验方法与步骤】

1. 动物麻醉与固定　取家兔1只,称重后按5 mL/kg经耳缘静脉注射20%氨基甲酸乙酯溶液,麻醉后将家兔仰卧固定于兔手术台上。

2. 颈部手术

(1) 气管插管:做颈正中切口,分离出气管,穿线备用。在甲状软骨下方第3~4个软骨环上做一个倒T形切口,检查气管内是否通气,插入Y形气管插管,再用线固定好。

(2) 颈总动脉插管:分离一侧颈总动脉,穿双线备用。先结扎远心端,在距结扎线2~3 cm处用动脉夹夹闭颈总动脉近心端,然后在靠近远心端处用眼科剪剪一个V形的切口;将充满生理盐水肝素溶液的动脉插管插入颈总动脉内,连接压力换能器,并牢固结扎,去掉动脉夹。

3. 接通BL-420生物信号采集系统　在显示器上可见动脉血压随心脏搏动描记的曲线。

4. 肠系膜微循环　用外科剪刀剪开左腹侧(腹直肌外侧缘、肋缘下约1 cm,长5~8 cm)皮肤、腹膜,打开腹腔,轻轻用手拉出一段小肠,放置在微循环显微镜载物台上,调节显微镜观察小肠黏膜微循环血流的流动形式、流速、血细胞运动情况等。

5. 给药并测定凝血时间　将肝素化的50 mL注射器与三通管连接,从颈总动脉放血10~20 mL(以血压维持在80 mmHg以上为宜);然后自颈外静脉注射10%高分子右旋糖酐溶液,剂量为1 g/kg(10 mL/kg)。分别于药物注射后5 min、10 min、20 min、30 min、45 min、60 min、75 min、90 min、120 min测凝血时间。方法:在三通管处用注射器吸取适量血液放于载玻片上,血滴直径约5 cm,同时开始计时。每隔10 s用大头针朝一个方向挑拨载玻片上的血滴,待有血丝出现时的时间为凝血时间。注意吸取血液后推入适量生理盐水以防血液凝固于插管内。

6. 观察肠系膜微循环及血压的变化

以上实验结果记录于下表中,如表6-4至表6-6所示。

表6-4　凝血时间

给药前	给药后时间/min								
	5	10	20	30	45	60	75	90	120
PT(min)									

表6-5　微循环(肠系膜血管)状况

给药前	给药后时间/min								
	5	10	20	30	45	60	75	90	120
微循环状况									

表6-6　血压的变化

给药前	给药后时间/min								
	5	10	20	30	45	60	75	90	120
血压/mmHg									

【注意事项】

（1）打开腹腔时应沿着左侧腹直肌外缘，切口位置不要太高，以免造成气胸。

（2）分离颈总动脉时要注意不要碰到神经，特别是不要连同神经一起结扎。

（3）放血时要随时观察血压的变化，当血压下降太快或血压太低时要停止放血。

（4）拉出的肠系膜需保持湿润，要经常向肠系膜上点滴生理盐水，防止干燥造成血流中断。

【思考题】

（1）根据实验结果分析 DIC 的发生机制。

（2）DIC 发生时体内微循环将发生何种变化？

（顾静　金戈）

第七章　循环系统实验

实验 11　蛙心起搏点的观察

【目的与原理】

1. 目的　学习暴露蛙类心脏的方法，熟悉心脏的结构；观察改变蛙心局部温度对心脏自动节律性的影响；观察蛙静脉窦-心房和房室沟用丝线结扎后静脉窦、心房和心室的搏动频率。

2. 原理　心脏的特殊传导系统各部分的自律性高低不同。正常情况下，哺乳动物以窦房结的自律性为最高，其自动产生的兴奋向外分布，依次激动心房肌、房室交界、房室束、心室内传导组织和心室肌，引起整个心脏兴奋和收缩。由于窦房结是主导整个心脏兴奋和跳动的正常部位，故称之为正常起搏点；其他部位自律组织受窦房结控制，并不表现其自身的自动自律性，仅起着兴奋传导的作用，故称之为潜在起搏点。一旦窦房结的兴奋不能下传时，则潜在起搏点可以自动发生兴奋，使心房或心室依从节律性最高部位的兴奋节律而跳动。两栖类动物心脏的正常起搏点是静脉窦，在正常情况下，其心房和心室在静脉窦冲动作用下依次跳动，只有当正常起搏点的冲动受阻时，心脏的其他部位才可能显示其自律性。

【实验对象】

蟾蜍或蛙，体重 50 g 左右。

【实验器材与药品】

常用蛙类手术器械、蛙心夹、滴管、丝线、小离心管、任氏液等。

【实验方法与观察项目】

1. 暴露心脏　取蟾蜍或蛙一只，用毁脑针破坏脑和脊髓后，将其仰卧位固定在蛙板上。用剪刀剪开胸骨表面皮肤并沿中线剪开胸骨，可见心脏外面的心包，仔细剪开心包，暴露出心脏，在窦房沟、房室沟处各预置一段手术用的丝线。

2. 观察正常心跳频率　识别静脉窦、心房和心室。观察它们的跳动次序并计数它们在单位时间内的跳动次数。

3. 不同温度下的心跳频率　用盛有 35~40 ℃热水的小离心管（或用加热的毁脑针柄）或用小冰块先后分别接触心室、心房与静脉窦以改变它们的温度，并分别观察和记录心脏跳动的改变。

4. 结扎窦房沟，并观察心跳的变化　找到静脉窦和心房交界的半月形白线（窦房沟）。将预先穿入的丝线沿着半月形白线的近心端进行结扎，以阻断静脉窦和心房之间的传导。观察心房的跳动是否停止，静脉窦是否照常在跳动，待心房和心室恢复跳动后，观察静脉窦、心房和心室跳动的频率有何变化，并观察它们的跳动是否一致。

5. 结扎房室沟，并观察心跳的变化　在房室交界房室沟处，用事先备用的丝线将其结扎，以阻断房室间的兴奋传导，观察心室是否停止跳动，静脉窦和心房跳动又有何变化。

6. 松开结扎线，观察恢复后心跳的变化　把结扎线松开，使心房、心室恢复跳动，并分别计数各部位的心跳次数，观察其跳动节律是否一致。

实验结果以文字形式记录下来,并进行解释。

【注意事项】

(1) 结扎前要认真识别心脏的结构。

(2) 剪胸骨和胸壁时,伸入胸腔的剪刀要紧贴胸壁,以免损伤心脏和血管。

(3) 在改变心脏某局部温度的操作中,所接触的局部位置要准确,可暂不滴任氏液,尽量减少该局部温度过快波及其他部位而影响结果的情况。

(4) 在沿窦房结用丝线结扎时,结扎丝线应尽量靠近心房端,以免伤及静脉窦,结扎要紧,以完全阻断静脉窦与心房间的传导。

(5) 结扎后如心房和心室停跳的时间过长,可用玻璃分针给予心房和心室机械刺激,或者给心房、心室加温,促进心房、心室恢复跳动。

【思考题】

(1) 心脏传导系统各部位的自律性如何? 心脏是如何传导节律的? 传导路径如何?

(2) 如何解释在结扎后,心房没有立即恢复跳动? 这一结果说明什么问题?

(3) 当静脉窦局部温度发生变化时,心率为何会随之发生变化? 这与只改变心房或心室局部温度所引起效应为什么不同?

实验 12 期前收缩与代偿间歇

【目的与原理】

1. 目的 学习在体蛙(或蟾蜍)的心脏舒张、收缩活动和心电图记录方法,在心脏活动的不同时期给予刺激,观察心脏收缩活动的变化,分析产生代偿间歇的机制。

2. 原理 心肌发生一次兴奋后,其兴奋性会发生周期性的变化。心肌兴奋性的特点是兴奋后的绝对不应期特别长,几乎相当于整个收缩期的时间。因此,在心脏收缩期间,任何刺激都不能引起心肌兴奋与收缩;在舒张期,在正常节律性兴奋到达之前,给心脏施加刺激可引起一个提前出现的收缩,称为期前收缩或额外收缩。期前收缩也有不应期,当窦房结(两栖类为静脉窦)来的正常节律兴奋传到心室时,常落在这个期前收缩引起的不应期中,因而不能引起心室的兴奋和收缩。这样期前收缩后就会出现一个较长时间的间歇期,称为代偿间歇。

【实验对象】

蛙。

【实验器材与药品】

1. 实验器材 蛙解剖用具一套、BL-420 生物信号采集系统、电刺激器、蛙心夹、铁支柱、双凹夹等。

2. 药品 任氏液等。

【实验方法与观察项目】

1. 在体蛙心的制备 损毁蛙的脑脊髓,将其仰置于蛙板上,用蛙钉固定四肢,剪开胸壁中线皮肤,沿胸骨正中向前剪开。在胸骨下的剪刀尖必须紧贴胸骨以免损坏内脏或血管,然后剪去胸廓的前壁,此时可以隐约地看到在灰色心包膜中跳动着的心脏,用小镊子夹起心包,轻轻剪破它,使心脏完全暴露,上至动脉干及其分支。

2. 识别蛙心各部位 左、右心房与心室间有明显的房室沟,并以此为界。用任氏液润湿的玻棒或用穿好线的蛙心夹夹住心尖,把心尖轻轻翻向蛙的头端,便可看到静脉窦,静脉窦与右心房间有一条弧形白色条纹,称窦房沟。

3. 连接机械-电换能器 用带线的蛙心夹在舒张期夹住心尖,将线连至机械-电换能器(张力换能器),后者连接生理信号分析仪。

4. 电刺激装置连接 用一根细铜丝与蛙心夹相连,另一根细铜丝插入蛙体内或腹部肌肉上。将刺激器的触发信号连接电脑,作为刺激标记。

5. 观察项目

(1)实验装置连接完毕后,即可观察和描记蛙心搏曲线。注意观察曲线,向上部分代表心室收缩,向下部分代表心室舒张。

(2)调整刺激强度。找出单个阈上刺激,描记几个正常心搏曲线作为对照,然后用同等强度的单个电刺激分别在收缩期和舒张期时刺激心室,观察能否引起期前收缩并分析原因。如果出现期前收缩,注意其后面是否出现代偿间歇。

【注意事项】

(1)经常给心脏滴加任氏液,以防干燥。

(2)连接蛙心夹和机械-电换能器的线要垂直,且紧张度要适中。

【思考题】

(1)心肌有效不应期长有何生理意义?

(2)心率过缓时,期前收缩后是否会出现代偿间歇?

实验 13　动脉血压的影响因素及药物对兔血压影响

【目的与原理】

1. 目的 观察并验证影响动脉血压的不同因素及其作用机制,掌握动脉血压的直接测量方法。

2. 原理 影响动脉血压的因素很多。在一定范围内,机体可通过神经-体液途径来调节心血管系统的功能使血压维持在正常水平,这为生理性调节因素。但在致病因素或药物作用下,会引起心血管功能改变,这就会造成动脉血压的明显变化。不管是哪种因素,均是通过影响心排血量、外周阻力、循环血量等因素引起动脉血压的变化。

【实验对象】

家兔,体重 2.0～2.5 kg,雌雄不限。

【实验器材与药品】

1. 实验器材 BL-410/420 生物信号采集系统、哺乳类动物手术器械一套、兔手术台、动脉夹、注射器(1 mL、5 mL、20 mL、50 mL)、血压换能器等。

2. 药品 20% 氨基甲酸乙酯、0.5% 肝素生理盐水、1∶10 000 肾上腺素、1∶10 000 去甲肾上腺素、2.5% 妥拉苏林、1∶10 000 乙酰胆碱溶液。

【实验方法与观察项目】

1. 实验步骤

(1)麻醉固定:将家兔称重后,从耳缘静脉缓慢注入 20% 氨基甲酸乙酯溶液,剂量为 4 mL/kg,将家兔麻醉后,使其仰卧位固定于兔手术台上。

(2)分离颈部迷走神经、减压神经、颈总动脉:剪去兔颈部被毛,切开家兔颈前皮肤,分离颈前肌肉,暴露出气管旁颈动脉鞘(有搏动),以玻璃分针剖开颈动脉鞘,仔细识别三根神经,其中迷走神经最粗,一般位于外侧;减压神经最细(如毛发样细),一般位于内侧;交感神经粗细与位置介于上面两神经之间。先分离出减压神经,穿一根生理盐水浸泡过的丝线,然后分离迷走神经与颈总动脉,穿丝线备用。

(3)颈总动脉插管术:在左颈总动脉向心端插入充满肝素生理盐水并连有三通管的动脉

插管,结扎固定以防脱落。除去动脉夹,调节三通管使血压换能器与动脉插管相通,并描记一段正常血压曲线。

2. 观察项目

(1)夹闭颈总动脉:夹闭右侧颈总动脉,夹闭的同时在电脑上做标记,观察心率与血压的变化,在出现一段明显变化后,解除夹闭。

(2)刺激减压神经:待血压基本恢复正常后,结扎减压神经,并在结扎向心端处剪断减压神经,将向中端减压神经置于刺激电极上;开启刺激输出并同时做标记。观察心率与血压变化,待血压出现较明显变化后,停止刺激。

(3)刺激迷走神经外周端:待血压基本稳定后,结扎迷走神经,并在结扎向中端处剪断迷走神经。置迷走神经向心端于刺激电极上;待血压稳定后,开启刺激输出同时做标记。观察心率与血压变化,待血压变化明显后,停止刺激。

(4)静脉注射去甲肾上腺素:待血压基本稳定后,由耳缘静脉注射 1∶10 000 去甲肾上腺素溶液 0.15 mL,并做标记,观测心率与血压的变化。

(5)静脉注射肾上腺素:待血压基本稳定后,由耳缘静脉注射 1∶10 000 肾上腺素溶液 0.15 mL,并做标记,观测心率与血压的变化。

(6)静脉注射妥拉苏林:待血压基本稳定后,由耳缘静脉注 2.5% 妥拉苏林溶液 0.5 mL,并做标记,2 min 后进行下一步实验。

(7)分别重复(4)、(5)两步,观测心率与血压的变化,并注意注射妥拉苏林溶液前后有何不同。

(8)静脉注射乙酰胆碱溶液:待血压基本稳定后,由耳缘静脉注射 1∶10 000 乙酰胆碱 0.1 mL,观测心率与血压的变化。

(9)失血:待血压基本稳定后,调节三通管使动脉插管与 50 mL 注射器相通,放血 50 mL。立即用肝素生理盐水将插管内血液冲回兔体内以防动脉插管内凝血,并做标记,观察并记录心率与血压的变化。

3. 实验完毕 整理、统计、剪辑实验记录。

【注意事项】

(1)血压换能器应与兔心脏位置相平。

(2)动物麻醉后,可用胶布固定静脉注射针头,以便静脉给药。

(3)减压神经很细,应注意保护;实验中应经常滴加生理盐水以防干燥。

(4)每次静脉注射药物后应立即注射 0.5 mL 生理盐水,把管道里的药液推入血管内。

(5)实验时应注意比较每次实验因素改变前后血压的变化。

(6)实验结束后,必须结扎颈总动脉向心端后再拔除动脉插管。

【思考题】

(1)刺激减压神经向中端与向心端对血压有什么影响?为什么?

(2)如注射 β 受体拮抗药后再注射拟肾上腺素药,家兔的心率、血压有何改变?为什么?

(3)如果放血 20~30 mL,家兔血压与心率将有何改变?与放血 50 mL 相比有何不同,为什么?

实验 14　减压神经放电

【目的与原理】

1. 目的 观察减压神经传入冲动的发放特征以及药物引起动脉血压变化时与减压神经传入冲动发放的相互关系,以加深对压力感受器反射的认识与理解。

2. 原理 减压反射具有稳定动脉血压的作用。在一定范围内,当动脉血压波动时,压力感受器的传入冲动也随之增多或减少,使减压反射相应地增强或减弱,以保持动脉血压的相对稳定。压力感受器的传入冲动可用电生理方法在减压神经上进行记录与观察。

【实验对象】

家兔,体重 2.0~2.5 kg,雌雄不限。

【实验器材与药品】

1. 实验器材 BL-410/420 生物信号采集系统、哺乳类动物手术器械一套、兔手术台、玻璃分针、注射器(20 mL、2 mL、1 mL)、针头、头皮针、有色丝线、缚腿带、纱布、气管插管、塑料动脉插管、动脉夹、双极引导电极(白金丝或银丝制成)、血压换能器等。

2. 药品 25% 氨基甲酸乙酯溶液(或 3% 戊巴比妥钠溶液)、150 U/mL 肝素、生理盐水、0.01% 酒石酸去甲肾上腺素溶液、0.01% 盐酸肾上腺素溶液、0.01%(1 mg/mL)酚妥拉明溶液、0.1%(1 mg/mL)普萘洛尔溶液、0.01%乙酰胆碱溶液、0.1%(1 mg/mL)硫酸阿托品溶液、温液体石蜡(38~40 ℃)。

【实验方法与观察项目】

1. 麻醉与固定 将 25% 氨基甲酸乙酯溶液按 4 mL/kg 剂量注入家兔耳缘静脉,等待家兔麻醉后,将其仰卧固定于兔手术台上,用绳将兔的四肢固定于手术台两侧,兔头也用绳固定好。

2. 手术

(1)气管插管:剪去家兔颈部的被毛,在其喉下正中部位切开皮肤(约 7 cm)。用止血钳纵向分离软组织及颈部肌肉,暴露气管并分离,在气管下方穿一根丝线,在第 4、5 气管软骨环之间做一个"⊥"形(倒 T 形)切口,将气管插管由切口处向肺端插入,并用丝线结扎固定。

(2)分离右侧减压神经:用拇指和食指将家兔颈部右侧皮肤及肌肉提起向外翻,其余三指从皮肤外面向上顶,暴露该侧的血管神经末梢,包括颈总动脉、迷走神经、交感神经和减压神经,仔细辨认这三条神经,其中迷走神经最粗,交感神经较细,减压神经最细(如毛发样细)并且经常与交感神经紧贴在一起,仔细分辨清楚后分离出一段减压神经(长 3~5 cm),清除神经干上附着的脂肪或结缔组织。注意避免损伤神经,随时加入温液体石蜡以防止干燥,并且在神经下穿线,备用。

(3)颈总动脉插管:分离左侧颈总动脉,结扎其远心端,于结扎处向近心端约 3 cm 处将颈总动脉用动脉夹夹住以阻断血流。然后提起远心端结扎线牵引颈总动脉,用眼科剪在其前壁剪一个斜口,向心脏方向插入已经充满肝素溶液的动脉插管,并结扎固定。移开动脉夹即见血液喷向塑料动脉插管内。

3. 引导 把颈部切口皮肤四周用线提起固定在一个圆形环上,做成皮兜,向内加入温液体石蜡,以防止神经干燥。把已经游离的减压神经轻轻悬挂在引导电极上。

4. 仪器调试 引导电极连接于 BL-410/420 生物信号采集系统的第一通道,压力换能器连接于 BL-410/420 生物信号采集系统的第二通道。打开计算机,从 BL-410/420 生物信号采集系统主界面的"实验"菜单中选择"循环实验"的"减压神经放电"项,选定后监视即开始。记录前根据实验要求适当调整各参数。

5. 观察项目

(1)记录正常血压曲线和心电节律。观察显示屏上减压神经冲动发放的情景,其特点是伴随心脏的节律性收缩和舒张呈群集性的发放,电位为 100~200 μV,通过打开音箱可听到类似火车开动样的声音。

(2)由耳缘静脉注入 0.01%酒石酸去甲肾上腺素溶液 0.3 mL,同时观察血压、心率、减压神经冲动、监听的声音的变化。

NOTE

（3）等待血压和神经冲动恢复正常后，按剂量为 2 mL/kg 由耳缘静脉注入 α 肾上腺素受体拮抗药 0.01% 酚妥拉明溶液，观察血压、心率、减压神经冲动、监听的声音的变化，3～5 min 后，加入 0.01% 酒石酸去甲肾上腺素溶液 0.3 mL 并观察上述指标有何变化。

（4）等待血压和神经冲动恢复正常后，按剂量为 1 mL/kg 由耳缘静脉注入 β 肾上腺素受体拮抗药 0.1% 普萘洛尔溶液，观察血压、心率、减压神经冲动、监听的声音的变化，5～10 min 后，加入 0.01% 酒石酸去甲肾上腺素溶液 0.3 mL 并观察上述指标有何变化。

（5）由耳缘静脉注入 0.01% 盐酸肾上腺素溶液 0.3 mL，同时观察血压、心率、减压神经冲动、监听的声音的变化。

（6）等待血压和神经冲动恢复正常后，按剂量为 2 mL/kg 由耳缘静脉注入 α 肾上腺素受体拮抗药 0.01% 酚妥拉明溶液，观察血压、心率、减压神经冲动、监听的声音的变化，3～5 min 后，加入 0.01% 盐酸肾上腺素溶液 0.3 mL 并观察上述指标有何变化。

（7）等待血压和神经冲动恢复正常后，由按剂量为 1 mL/kg 耳缘静脉注入 β 肾上腺素受体拮抗药 0.1% 普萘洛尔溶液，观察血压、心率、减压神经冲动、监听的声音的变化，5～10 min 后，加入 0.01% 盐酸肾上腺素溶液 0.3 mL 并观察上述指标有何变化。

（8）由耳缘静脉注入 0.01% 乙酰胆碱溶液 0.1～0.2 mL，同时观察血压、心率、减压神经冲动、监听的声音的变化。

（9）等待血压和神经冲动恢复正常后，由耳缘静脉注入 M 受体拮抗药 0.1% 硫酸阿托品溶液 0.2 mL，观察血压、心率、减压神经冲动、监听的声音的变化，3～5 min 后，加入 0.01% 乙酰胆碱溶液 0.3 mL 并观察上述指标有何变化。

（10）双重结扎减压神经，在结扎线之间剪断减压神经，分别在其中枢端和外周端记录放电情况。

【注意事项】

（1）准确辨认并仔细分离减压神经。

（2）防止减压神经干燥，尽量减少牵拉神经。

（3）保证仪器与动物接地良好，避免交流电干扰。

【思考题】

（1）血压正常时，减压神经上是否有传入冲动，有何特点？

（2）血压升高和降低时，减压神经的放电有何变化，其生理意义如何？

（李洪岩）

实验 15　实验性缺氧和影响缺氧耐受性的因素

【实验目的与原理】

1. 目的　通过复制低张性缺氧模型、血液性缺氧模型及组织性缺氧模型，了解缺氧的分类原则。观察不同类型缺氧时的表现、呼吸节律和皮肤黏膜颜色的变化规律，观察不同中枢神经系统功能状态、不同外界环境温度、不同年龄、不同代谢耗氧率对缺氧耐受性的影响。

2. 原理　由于供氧减少或氧利用异常导致机体代谢、功能，甚至形态结构等发生变化的病理过程，称为缺氧。根据发生的原因与血氧变化，缺氧可分为：低张性缺氧、血液性缺氧、循环性缺氧、组织性缺氧等 4 类，现主要介绍以下 3 类。

（1）低张性缺氧　由于吸入气体氧分压降低而使肺泡氧分压降低，导致血液从肺摄取的氧减少导致动脉血的氧分压、氧含量和血红蛋白（Hb）氧饱和度均降低，皮肤、黏膜呈现青紫色，称为发绀。中枢神经系统的机能状态、环境温度、机体的代谢情况、器官功能、年龄、缺氧程度及时间等因素均可影响机体对缺氧的耐受性。

（2）血液性缺氧　由于 Hb 的量减少或性质改变所引起的缺氧。Hb 分子内 Fe^{2+} 可在亚硝酸盐等氧化剂作用下被氧化成 Fe^{3+}，形成高铁 Hb，因 Fe^{3+} 与羟基牢固结合而失去携氧能力，另外 Hb 分子中的 Fe^{2+} 有一部分被氧化为 Fe^{3+} 后，使剩余的 Fe^{2+} 与氧的亲和力增高，使氧离曲线左移，导致组织缺氧。因高铁血红蛋白呈棕褐色，故亚硝酸盐中毒时皮肤、黏膜呈现类似发绀的青紫色。

CO 中毒也可导致血液性缺氧，一方面，CO 与 Hb 的亲和力远高于氧与 Hb 的亲和力，当大量 Hb 与 CO 结合形成 HbCO 时，Hb 便失去了携带氧的能力。另一方面，CO 抑制红细胞内的糖酵解，使 2,3-DPG 生成减少，氧离曲线左移，加重组织缺氧。CO 中毒时皮肤、黏膜呈现樱桃红色。

（3）组织性缺氧　组织细胞利用氧障碍引起的缺氧。当氰化物进入体内后，可迅速与氧化型细胞色素氧化酶的 Fe^{3+} 结合成为氰化高铁细胞色素氧化酶，使之不能被还原成还原型细胞色素氧化酶，导致呼吸链中断，使组织细胞不能利用氧。组织性缺氧时动脉血氧分压、氧饱和度、氧含量均正常。因为组织不能利用氧，因此静脉血氧含量增高、动-静脉血氧含量差小于正常，故皮肤、黏膜多呈玫瑰红色。

【实验对象】

新生鼠 1 只；小鼠 7 只，18～22 g，雌雄不限。

【实验器材与药品】

1. 实验器材　200～300 mL 广口瓶（带有孔橡皮塞、钠石灰）5 个、T 形玻璃管、L 形玻璃管、橡皮管、一氧化碳发生装置 1 套、500 mL 广口瓶（带有与一氧化碳发生装置连接的橡皮管及橡皮塞）1 个、酒精灯 1 台、滴管 1 个、1 mL 注射器（配针头）、10 mL 试管 7 个、剪刀、镊子等。

2. 药品　10％乌拉坦溶液、10％可拉明溶液、0.1％盐酸氯丙嗪溶液、生理盐水、5％亚硝酸钠溶液、浓硫酸溶液、甲酸溶液、0.125％氰化钾溶液、10％硫代硫酸钠溶液等。

【实验方法与步骤】

1. 低张性缺氧

（1）取小鼠 4 只、新生鼠 1 只，观察其一般情况、呼吸频率及深度、口唇黏膜及耳、尾皮肤的颜色等。

（2）将新生鼠及 4 只小鼠分别腹腔注射 10％乌拉坦（剂量为 10 mL/kg）、10％可拉明（剂量为 20 mL/kg）、0.1％盐酸氯丙嗪溶液（剂量为 15 mg/kg）、等体积生理盐水，分别将它们放入 5 个广口瓶中，用凡士林涂抹瓶塞周围，盖上瓶盖并密封，立即用秒表记录每只小鼠放入广口瓶中的时间。每隔 3 min 观察并记录小鼠的一般情况、呼吸频率及深度、口唇黏膜及耳、尾皮肤的颜色，直至小鼠死亡。

（3）小鼠死亡后，立即从眼眶静脉取血 2 滴（图 7-1），放入装有 7 mL 蒸馏水的试管内混匀，观察颜色；打开其胸腹腔，观察内脏颜色，并在实验完成后与其他类型缺氧小鼠比较（表 7-1）。

2. CO 中毒性缺氧

（1）取小鼠 1 只，放入广口瓶中，观察其一般情况、呼吸频率及深度、口唇黏膜及耳、尾皮肤的颜色后，盖上瓶盖，与 CO 发生装置连接。

（2）取甲酸溶液 3 mL 加入到 CO 发生装置的试管中，取浓硫酸溶液 1 mL，逐滴地加入到甲酸溶液中，即可产生 CO（图 7-2）。

NOTE

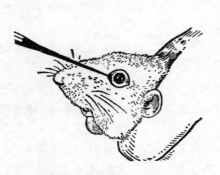

图 7-1 眼眶静脉丛采血法

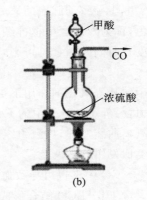

$$HCOOH \xrightarrow[\Delta]{H_2SO_4} H_2O+CO$$

(a)　　　　　　(b)

图 7-2　CO反应式及其发生装置

注：为加速 CO 产生，可用酒精灯加热，待大量微小气泡出现后即可停止（不可长时间沸腾，以免 CO 产生过快，或伴有甲酸蒸发，加速动物死亡，使 CO 中毒的典型体征不明显）。

（3）观察小鼠呼吸，皮肤、黏膜颜色和活动状态。当发现小鼠出现极度兴奋后随即出现瘫软现象时，立即打开瓶塞，取出小鼠放至通风处，观察小鼠的皮肤、黏膜的颜色变化。待小鼠恢复后，再放回瓶内重复一次上述步骤，直至小鼠死亡。

（4）小鼠死亡后，立即从眼眶静脉取血 2 滴，放入装有 7 mL 蒸馏水的试管内混匀，观察颜色；打开胸腹腔，观察其内脏的颜色，并在实验完成后与其他类型缺氧小鼠进行比较（表 7-2）。

3. 亚硝酸钠中毒性缺氧

（1）取小鼠 1 只，观察呼吸及皮肤、黏膜颜色后，腹腔注射 5% 亚硝酸钠溶液 0.3 mL。

（2）观察记录小鼠的一般情况，呼吸频率及深度，口唇黏膜及耳、尾皮肤的颜色，死亡时间。

（3）小鼠死亡后，立即从眼眶静脉取血 2 滴，放入装有 7 mL 蒸馏水的试管内混匀，观察颜色；打开胸腹腔，观察其内脏的颜色，并在实验完成后与其他类型缺氧小鼠进行比较（表 7-2）。

4. 氰化钾中毒性缺氧

（1）取小鼠 1 只，腹腔内注射 0.125% 氰化钾溶液（剂量为 10 mL/kg），观察其呼吸状况以及皮肤、黏膜颜色。

（2）当注射氰化钾溶液使小鼠活动减弱时，立即腹腔注射 10% 硫代硫酸钠溶液，剂量为 20 mL/kg，继续观察，待小鼠活动恢复，重复注射氰化钾溶液（加倍量），直到小鼠死亡。

（3）小鼠死亡后，立即从眼眶静脉取 2 滴血，放入装有 7 mL 蒸馏水的试管内混匀，观察颜色；打开胸腹腔，观察其内脏的颜色，并在实验完成后与其他类型的缺氧小鼠进行比较（表7-2）。

拉颈椎处死正常小鼠 1 只，立即从眼眶静脉取血 2 滴，放入装有 7 mL 蒸馏水的试管内混匀，观察颜色；打开胸腹腔，观察其内脏的颜色，并与其他各类型的缺氧小鼠进行比较。

【实验结果】

表 7-1　低张性缺氧及年龄、代谢耗氧率对机体缺氧耐受性的影响

	呼吸及活动变化	血液及内脏颜色	死亡时间
注射乌拉坦溶液组小鼠			
注射可拉明溶液组小鼠			
注射盐酸氯丙嗪溶液组小鼠			
注射生理盐水组小鼠			
新生鼠			

表 7-2　CO 中毒性缺氧及组织性缺氧时机体变化

	呼吸及活动变化	血液及内脏颜色
CO 中毒组小鼠		
注射亚硝酸盐溶液组小鼠		
注射氰化钾溶液组小鼠		

【注意事项】

（1）实验中注射药物剂量要准确，腹腔注射时选择左下腹，以免损害小鼠的肝脏。

（2）低张性缺氧实验所用的广口瓶应尽量密闭，必要时可将石蜡（加热使其熔化）涂在瓶塞与瓶口连接处。

（3）氰化钾有剧毒，切勿污染皮肤、黏膜，特别是破损处；用过的注射器等物品要及时洗净，中毒小鼠尸体不能解剖，需集中处理。

（4）进行 CO 中毒性缺氧实验时切记先向试管内加甲酸溶液，后加硫酸溶液，以防出现意外。

（5）每只小鼠眼眶静脉的取血量必须一致。

【思考题】

（1）本实验小鼠分别腹腔注射乌拉坦溶液、可拉明溶液、盐酸氯丙嗪溶液、生理盐水后，死亡时间是否相同，为什么？

（2）分析本实验中各类型缺氧实验中小鼠呼吸、活动情况及血液、内脏颜色改变的机制。

（3）低张性缺氧、血液性缺氧、组织性缺氧时血氧指标各有何变化，为什么？

（4）不同年龄状态下的实验小鼠对缺氧的耐受性有何区别？请解释其原因。

实验 16　实验性肺水肿

【实验目的与原理】

1. 实验目的　复制实验性肺水肿的动物模型；观察肺水肿的病理改变，并探讨其发病机制。

2. 原理　液体从毛细血管渗透至肺间质或肺泡造成肺组织的水肿称为肺水肿。快速滴注生理盐水，可使机体循环血量急剧增加，血浆胶体渗透压显著降低；然后迅速给予大剂量去甲肾上腺素，可引起体循环血管和肺血管强烈收缩，造成肺毛细血管血压持续显著升高，大量液体进入肺间质和肺泡中，形成肺水肿。

【实验对象】

家兔，重 2.0～2.5 kg，雌雄不限。

【实验器材与药品】

1. 实验器材　生物机能实验系统、计算机、静脉导管和静脉输液装置、婴儿秤、天平、听诊器、兔手术台（兔台）、颈部手术器械、气管插管，1 mL、2 mL、20 mL 注射器各 2 个，丝线、纱布、滤纸、烧杯等。

2. 药品　20%氨基甲酸乙酯溶液、生理盐水、0.1%去甲肾上腺素溶液等。

【实验方法与步骤】

1. 动物麻醉与固定　取家兔 1 只，称重，用 20%氨基甲酸乙酯溶液，剂量为 5 mL/kg，经耳缘静脉注射麻醉家兔，使家兔仰卧固定于兔台上。

2. 颈部手术　颈前部术野备皮，切开颈前正中部皮肤、皮下筋膜，钝性分离肌肉，分离气管。气管下穿一根丝线备用,在环状软骨下 0.5~1 cm 处做倒 T 形切口,插入气管插管,将气管插管与呼吸换能器相连,并连接于生物机能实验系统。打开计算机及生物机能实验系统,描记正常呼吸曲线。分离一侧颈外静脉,结扎颈外静脉远心端,在远心端靠近结扎线下方剪一 V 形小口,插入充满肝素生理盐水的静脉导管(静脉导管先与静脉输液装置连接并排出空气),结扎固定,进行维持性缓慢滴注。

3. 复制肺水肿 描记一段正常呼吸曲线,用听诊器听诊其肺部呼吸音。然后经输液器快速输入 37 ℃生理盐水,输入总量按 150 mL/kg 计算,输液速度为 150~180 滴/分,输液接近完毕时,按 0.5 mg/kg 输入 0.1% 去甲肾上腺素溶液,继续滴注。0.1% 去甲肾上腺素输完后可加入少量生理盐水,以 10~15 滴/分速度维持通道通畅。输液完毕后,观察家兔是否有呼吸急促和呼吸困难,听诊肺部是否有湿啰音及气管插管口是否有液体流出。待发现气管插管内出现粉红色泡沫样液体时,立即用止血钳夹住气管,处死家兔,剪开其胸前壁,在气管分叉处用丝线结扎,防止水肿液溢漏。在结扎线上方剪断气管,然后将双肺完整取出。用滤纸吸干肺表面的液体后,准确称取肺重量,计算肺系数。

$$肺系数 = \frac{肺重量}{体重},正常肺系数为 4~5。$$

4. 观察 观察肺的大体改变,然后切开肺,注意切面的变化以及是否有液体溢出(注意其量、性质、颜色),还可在显微镜下对比观察肺水肿和正常肺的组织切片。

【注意事项】

(1) 忌用实验前已有明显肺部异常征象(湿啰音、喘息、气促等)的动物,否则会影响实验结果的可靠性。

(2) 剖取肺脏时,操作要轻柔,防止造成肺表面损伤,引起水肿液外流,影响肺系数的准确性。

(3) 在第 1 次使用 0.1% 去甲肾上腺素后肺水肿征象不明显者,可重复使用,两次输药间隔 10~15 min,不宜过频。

(4) 应控制输液速度,以 150~180 滴/分为宜,不要太快。

【思考题】

(1) 请叙述肺水肿的发生机制。

(2) 请叙述去甲肾上腺素在肺水肿发生中的作用。

(3) 肺水肿时气管插管内为什么有液体流出?

实验 17 酸碱平衡紊乱动物模型的制备和治疗

【实验目的与原理】

1. 实验目的 复制急性酸碱平衡紊乱的动物模型,观察各型酸碱平衡紊乱时血气、酸碱指标和呼吸的变化;对急性代谢性酸中毒进行实验性治疗。

2. 原理 体内酸碱超负荷或严重不足可导致内环境酸碱平衡破坏,机体随即动员代偿机制,促进酸碱平衡的恢复,血气、酸碱指标亦随之发生改变。

【实验对象】

家兔,重 2.0~2.5 kg,雌雄不限。

【实验器材与药品】

1. 实验器材 血气分析仪、颈部手术器械、气管插管、动脉插管、婴儿秤、兔手术台(兔台),1 mL、2 mL、20 mL 注射器各 2 个,采血用真空管及三通等。

2. 药品 1%普鲁卡因溶液、12%磷酸二氢钠溶液、5%碳酸氢钠溶液、生理盐水、肝素生理盐水等。

【实验方法与步骤】

1. 手术和血标本检测

(1) 动物麻醉与固定：将家兔称重，使其处于仰卧位并固定于兔台，其颈部和一侧腹股沟部位备皮，用1%普鲁卡因溶液做颈部和腹股沟部浸润麻醉。

(2) 气管插管与动脉插管：①按常规颈部手术方法，分离暴露气管，在环状软骨下0.5~1 cm处做一倒T形切口，插入气管插管并固定。② 分离出一侧颈总动脉，将其远心端结扎，近心端用动脉夹夹闭。在远心端靠近结扎线下方，剪一V形小口，将充满肝素生理盐水的动脉插管插入血管内，然后结扎固定。

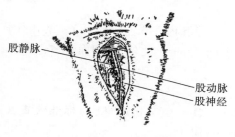

股静脉

股动脉
股神经

图 7-3 股部神经和血管

(3) 分离股神经：在局麻状态下沿股动脉走行方向，切开股三角部皮肤，分离出一段股神经，从其下方穿线，以备疼痛刺激时用，切口用生理盐水浸泡的湿纱布覆盖(图7-3)。

(4) 取血前准备：用1 mL注射器吸取少量肝素生理盐水，将管壁湿润后推出，使注射器无效腔和针头内都充满肝素，然后将针头刺入小软木塞以隔绝空气。

(5) 取血：打开三通松开动脉夹，弃去最先流出的2~3滴血液后，迅速去掉准备好的注射器上的针头后立即插入三通取血0.3~0.5 mL(注意勿进入气泡)。关闭三通，拔出注射器并立即套上原针头，以中指弹击注射器管壁20 s，使血液与肝素混合。取血后向三通内注入少量肝素，将血液推回到血管内，以防插管内凝血，然后将动脉夹仍夹于原处。检测各项血气和酸碱指标，作为实验前的正常对照值。

2. 复制代谢性酸中毒动物模型并进行治疗

(1) 经耳缘静脉注入12%的磷酸二氢钠溶液，剂量为5 mL/kg。

(2) 给药后10 min，按照之前方法，经三通取血，检测各项血气和酸碱指标。

(3) 根据注入酸性溶液后测得的BE值，按下式进行补碱治疗。

所需补充碳酸氢钠的量(mmol)=BE绝对值×体重(kg)×0.3

(0.3是HCO_3^-进入体内分布的间隙，即体重×30%)。

5%碳酸氢钠 1 mL=0.6 mmol

所需补充的5%碳酸氢钠溶液量(mL)=所需补充碳酸氢钠的量(mol)/0.6

(4) 经5%碳酸氢钠溶液治疗10 min后，取血并检测各项指标，观察是否恢复到接近正常水平。

3. 复制呼吸性酸中毒动物模型 待家兔血气和酸碱指标基本恢复正常后，用止血钳完全夹闭气管插管上的乳胶管1~1.5 min，此时可见血液呈紫绀色，家兔因窒息而挣扎，立即取血测定血气和酸碱指标。取血后即刻解除夹闭，以免家兔因窒息而死亡。

4. 复制呼吸性碱中毒动物模型

(1) 解除气管夹闭约10 min，家兔呼吸频率和幅度基本恢复正常后，取血检测各项血气和酸碱指标作为对照值。

(2) 通过生物机能实验系统对股神经进行疼痛刺激：①刺激输出选用连续方波，电压5 V，频率10次/s；②将输出的无关电极末端的鳄鱼夹夹住腹股沟部切口周围组织，刺激电极末端的蛙心夹夹住股神经，并使之稍离开周围组织，以防短路；③按刺激启动键，在显示器上可见输出的刺激波，家兔可因疼痛而尖叫，并伴有快速呼吸。当显示刺激达15 s时，停止刺激，随即

NOTE

取血测定血液酸碱指标。

（3）也可用皮球式简易人工呼吸器或人工呼吸机使家兔过度通气。

实验结束,待家兔恢复 10 min 后,可选做复制代谢性碱中毒或呼吸性酸中毒合并代谢性酸中毒动物模型继续进行实验。

5. 复制代谢性碱中毒动物模型　经耳缘静脉注入 5％碳酸氢钠溶液,剂量为 3 mL/kg,10 min 后取血并检测各项血气和酸碱指标。此时,血气和酸碱指标不会在短时间内恢复正常,故该家兔不宜继续进行其他实验。

6. 复制呼吸性酸中毒合并代谢性酸中毒动物模型

（1）经耳缘静脉注入 0.1％肾上腺素溶液,剂量为 1 mL/kg,造成家兔急性肺水肿。待家兔出现呼吸困难、躁动不安、发绀,气管插管内有白色或粉红色泡沫溢出时,取血测定血气和酸碱指标。

（2）家兔死亡后,开胸观察其肺脏变化（若未死亡,可静脉内注入空气致死）。结扎气管,取出两肺,可见肺体积明显增大,有出血、淤血、水肿,以下叶为重。此外,肺切面有白色或粉红色泡沫液体流出。

【观察指标】

（1）血气和酸碱指标:动脉血 pH、二氧化碳分压（$PaCO_2$）、氧分压（PaO_2）、标准碳酸氢盐（SB）、实际碳酸氢盐（AB）、缓冲碱（BB）、碱剩余或碱缺失（BE）。

（2）呼吸频率和幅度。

【注意事项】

（1）取血时切勿进入气泡,以免影响血气和酸碱指标的测定结果。

（2）取血前应先让家兔安静 5 min,以免因刺激造成的过度通气影响血气和酸碱指标的测定结果。

【思考题】

（1）请叙述各型酸碱平衡紊乱发生的原因和机制。

（2）盐水反应性代谢性碱中毒为何只要口服或静脉给予生理盐水即可治愈?

（3）肺水肿为什么可以同时导致呼吸性酸中毒和代谢性酸中毒?

（于　欢）

第八章　消化系统实验

实验 18　影响大鼠胃液分泌的因素

【实验目的与原理】

1. 目的　学习胃液引流的方法,观察胃液分泌及药物对其分泌的影响。

2. 原理　胃液分泌受神经和体液因素的控制。非消化期,胃液分泌只有少量蛋白酶但无酸。当进食开始后,通过神经和体液因素的调节,胃液大量分泌。影响胃液分泌的内源性物质主要包括乙酰胆碱、促胃液素,它们能使胃液分泌明显增多;还包括组胺、生长抑素,它们能使胃液分泌明显减少。

胃液分泌受交感神经和迷走神经的双重支配。迷走神经兴奋时,通过其节后纤维末梢释放乙酰胆碱与平滑肌细胞膜上的 M 受体结合,产生兴奋性反应,使胃液分泌增加。交感神经兴奋时,通过其节后纤维末梢释放去甲肾上腺素与平滑肌上的 β_2 受体结合,产生抑制效应,使胃液分泌减少。

【实验对象】

大鼠,重 180～220 g,雄性。

【实验器材与药品】

1. 实验器材　哺乳动物手术器械 1 套、注射器、pH 试纸、针头、纱布、小烧杯、手术灯、直径 4.0 mm 长 10 cm 的塑料管(幽门套管)、直径 2.5 mm 长 2 cm 的塑料管(气管套管)。

2. 药品　生理盐水、4% 戊巴比妥钠溶液、乙酰胆碱(1∶10 000)、阿托品注射液(1∶10 000)、肾上腺素(1∶10 000)、促胃液素、组胺、胰岛素、前列腺素。

【实验方法与步骤】

1. 动物准备　取体重 200 g 左右的健康雄性大鼠,禁食 24 h,自由饮水。

2. 动物麻醉与固定　大鼠腹腔注射 4% 戊巴比妥钠溶液,剂量为 1 mL/100 g,大鼠麻醉后,使其仰卧位固定在大鼠固定板上,缚其四肢。

3. 手术

(1) 颈部手术:用备皮刀把颈部和腹部的毛刮去。沿颈正中线切开皮肤,分离气管并进行气管插管,分离一侧颈外静脉并做插管行输液处理。

(2) 腹部手术:沿胸骨剑突下正中做长约 2 cm 的切口打开腹腔,沿胃幽门找到十二指肠,在距胃幽门约 1.5 cm 处的十二指肠下方穿两根结扎线,对空肠侧线进行结扎,在幽门侧线做一个松结。在两线之间剪开十二指肠,将幽门套管经十二指肠通过幽门插入胃内,结扎固定,引流胃液。

(3) 收集胃液:用小烧杯收集胃液,待胃液流出速度稳定后,开始观察下列实验现象。

4. 观察项目

(1) 正常胃液的分泌情况,记录每 5 min 内的滴数。

(2) 静脉输入浓度为 1∶10 000 乙酰胆碱 0.2 mL,观察胃液分泌的变化。

(3) 静脉输入浓度为 1∶10 000 肾上腺素 0.2 mL,观察胃液分泌的变化。

(4) 静脉输入促胃液素 0.2 mL,观察胃液分泌的变化。

(5) 静脉输入组胺 0.2 mL,观察胃液分泌的变化。

(6) 静脉输入胰岛素 0.2 mL,观察胃液分泌的变化。

(7) 静脉输入前列腺素 0.2 mL,观察胃液分泌的变化。

【注意事项】

(1) 注意大鼠保温,保持室内温度在 25 ℃左右或用手术灯对大鼠进行保温。

(2) 幽门套管要避开十二指肠乳头。

(3) 胃液分泌稳定后再进行下一种药物的注射操作。

【思考题】

(1) 胃液的成分和作用分别是什么?

(2) 乙酰胆碱、组胺和促胃液素影响胃液分泌的机制分别是什么?

(3) 本实验为什么不切断大鼠迷走神经?若切断迷走神经,实验结果会有何不同?

实验 19 肝功能对药物作用的影响

【实验目的与原理】

肝是人体内最大的消化腺,也是体内新陈代谢的中心站。它在机体的物质代谢、分泌胆汁、解毒、凝血、免疫、热量产生、循环血量及水、电解质的调节中均起着非常重要的作用,是机体内的一个巨大的“化工厂”。多数药物要在肝内经过不同程度的结构变化,包括氧化、还原、分解、结合等方式。经过肝代谢,药物的药理作用被减弱或消失。四氯化碳对肝有较大毒性,是建立中毒性肝损伤动物模型的常用工具药,可借此模型观察肝功能损害对药物作用的影响。戊巴比妥钠主要在肝内代谢失活,肝功能状态直接影响其药理作用的强弱和作用时间的长短,即入睡时间和睡眠持续时间。

【实验对象】

小鼠,20~30 g,雌雄不限。

【实验器材与药品】

1. 实验器材 注射器、鼠笼等。

2. 药品 5%四氯化碳油溶液、0.3%戊巴比妥钠溶液、生理盐水等。

【实验方法与步骤】

取小鼠 4 只,称重后标记,取 2 只于实验前 48 h 皮下注射 5%四氯化碳油溶液,剂量为 0.1 mL/10 g 造模(甲组),另 2 只皮下注射等容积生理盐水做对照(乙组)。实验时给 4 只小鼠均腹腔注射 0.3%戊巴比妥钠溶液,剂量为 0.15 mL/10 g,观察小鼠出现的症状,并记录小鼠入睡的时间(从给药到翻正反射消失)和睡眠持续时间(翻正反射消失到恢复)。结果填入表8-1。

表 8-1 肝功能状态对药物作用的影响

分组	体重/g	药物及剂量	入睡时间	睡眠持续时间
甲组 1				
甲组 2				
乙组 1				
乙组 2				

【注意事项】

如果室温低于 20 ℃，小鼠麻醉后要保暖，否则不易苏醒。

【思考题】

肝功能损伤对巴比妥类药物的作用有何影响？

实验 20　氨在肝性脑病发病机制中的作用

【实验目的与原理】

1. 目的　对复制肝功能不全的动物模型输入氯化铵，观察其出现的症状，出现相应症状所需氯化铵的用量及时间，以此探讨氨在肝性脑病发病机制中的作用。

2. 原理　肝性脑病（hepatic encephalopathy，HE）又称肝昏迷，是严重肝病引起的、以代谢紊乱为基础的中枢神经系统功能失调的综合征，其主要临床表现是意识障碍、行为失常和昏迷。正常人血氨不超过 59 μmoL/L，这是因为血氨的生成和清除之间维持着动态平衡，当血氨的生成增多而清除不足时，可使血氨升高，血氨通过血脑屏障进入脑内，使脑组织的代谢和功能发生障碍，导致肝性脑病。本实验采用家兔肝大部分行切除术，复制急性肝功能不全的动物模型，使其肝解毒功能急剧降低。在此基础上经十二指肠灌入复方氯化铵溶液，引起家兔血氨迅速升高，出现震颤、抽搐、昏迷等类似肝性脑病症状，通过与假手术组家兔组比较，证明氨在肝性脑病发病机制中的作用及肝在解毒作用中的重要地位。当氨中毒时，可采用谷氨酸或精氨酸等降低血氨，具有一定的治疗作用。

【实验对象】

家兔，重 2.0～2.5 kg，雌雄不限。

【实验器材与药品】

1. 实验器材　兔急性手术器械 1 套、兔手术台、塑料导管、静脉输液装置、手术线、注射器及针头、婴儿秤、角膜刺激针、瞳孔测量尺等。

2. 药品　1% 盐酸普鲁卡因溶液、复方氯化铵溶液、复方谷氨酸钠溶液、复方氯化钠溶液、1% 醋酸溶液等。溶液配制如下：

①复方氯化铵溶液：氯化铵 25 g，碳酸氢钠 15 g，以 5% 葡萄糖溶液稀释至 1000 mL。

②复方氯化钠溶液：氯化钠 25 g，碳酸氢钠 15 g，以 5% 葡萄糖溶液稀释至 1000 mL。

③复方谷氨酸钠溶液：谷氨酸钠 25 g，碳酸氢钠 15 g，以 5% 葡萄糖溶液稀释至 1000 mL。

【实验方法与步骤】

实验分 4 组：将 4 只家兔随机分为肝大部分切除＋复方氯化铵溶液组、假手术＋复方氯化铵溶液组、肝大部分切除＋复方氯化钠溶液组、肝大部分切除＋复方氯化铵溶液＋治疗组。

1. 第 1 组：肝大部分切除＋复方氯化铵溶液组

（1）将家兔称重后仰卧固定于兔台上，剪去上腹部被毛，自胸骨剑突下沿腹正中线用 1% 盐酸普鲁卡因溶液做局部浸润麻醉，每隔 1 cm 打一个皮丘，整个皮丘长度约 8 cm。

（2）从胸骨剑突下做长 6～8 cm 的上腹部正中切口，打开腹腔，暴露出肝脏，实验者左手食指和中指在镰状韧带两侧将肝脏往下压，右手持剪刀剪断肝与横膈之间的镰状韧带。辨明肝脏各叶，用粗线沿肝左外叶、左中叶、右中叶和方形叶的根部围绕一周并结扎，待上述肝叶变成暗褐色后用组织剪逐叶剪除。由于供应右外叶及尾状叶的门脉血管为独立分支，不会同时被结扎，因而得以保留。

（3）沿胃幽门向下找出十二指肠，用小圆缝合针在十二指肠壁做一荷包缝合。从荷包中央剪一小口,将细塑料导管(可用医用导尿管)向下插入十二指肠腔内约 4 cm,收缩荷包,缝线打结固定后绕一圈再打两个结,将肠管回纳腹腔,只留塑料管一端于腹外,用三角缝合针缝合腹壁。

(4) 观察并记录家兔的呼吸,角膜反射,瞳孔大小及对刺激的反应等情况。

(5) 用注射器向暴露于腹腔外的细塑料导管(医用导尿管)每隔 5 min 推注 5 mL 的复方氯化铵溶液,在推注过程中仔细观察家兔情况(有无呼吸加速、反应性增强、肌肉痉挛等),直至家兔出现全身性抽搐时,记录从肠腔输液至出现全身性抽搐的时间及复方氯化铵溶液总用量,计算出每公斤体重用量。

2. 第 2 组:肝大部分切除＋复方氯化钠溶液组

操作步骤同第 1 组,以相同的速度用注射器向暴露于腹腔外的细塑料导管(医用导尿管)每隔 5 min 推注 5 mL 的复方氯化钠溶液,待推注量达到第 1 组家兔出现全身性抽搐的复方氯化铵溶液用量时,观察家兔的一般情况。

3. 第 3 组:假手术＋复方氯化铵溶液组

除肝叶不结扎和切除外,其余操作步骤与第 1 组相同。用注射器向暴露于腹腔外的细塑料导管(医用导尿管)每隔 5 min 推注 5 mL 的复方氯化铵溶液,当推注的复方氯化铵溶液达到与第 1 组出现全身性抽搐时的用量后,观察家兔的一般情况,若尚未出现抽搐,则继续推注复方氯化铵溶液,直至出现全身性抽搐为止。同时记录从推注液体至出现全身性抽搐的时间及复方氯化铵溶液总量,并与第 1 组进行比较。

4. 第 4 组:肝大部分切除＋复方氯化铵溶液＋治疗组

操作步骤与第 1 组相同。出现全身性抽搐后,迅速从耳缘静脉按 20 mL/kg 剂量注射复方谷氨酸钠溶液,同时向十二指肠推注 1% 醋酸溶液(剂量为 5 mL/kg),观察家兔变化情况。

【注意事项】

(1) 如实验动物来源紧张,本实验也可由 4 组同学协作完成,将所得结果进行比较。

(2) 剪镰状韧带时勿损伤膈肌和血管;游离肝脏时动作宜轻柔以免肝叶破裂出血,结扎线应扎于肝叶根部避免拦腰勒破肝叶。

(3) 第 1 组应早于其余各组完成实验,以便家兔出现抽搐并计算出复方氯化铵的用量后,能对其余组做对照观察测定。

(4) 十二指肠插管方向要向空肠方向,并防止复方氯化铵溶液溢出漏入腹腔。

【思考题】

(1) 何谓肝性脑病? 血中氯化氨浓度升高为什么会引起肝性脑病?

(2) 由氨中毒引起的肝性脑病的表现有哪些?

(3) 谷氨酸钠和醋酸能缓解肝性脑病症状的机制是什么?

实验 21 离体小肠平滑肌的生理特性和药物的影响

【实验目的与原理】

1. 目的 学习哺乳动物离体器官的实验方法,观察消化道平滑肌的一般生理特性及某些因素的影响。

2. 原理 消化道的运动主要是由消化道平滑肌完成的,消化道平滑肌的一般生理特性与骨骼肌和心肌相比,具有如下特点:①兴奋性低、收缩缓慢、有利于消化与吸收的进行。②有较大的伸展性,可伸展至原来的 2～3 倍,以利于容纳食物。③有自动节律性,但收缩缓慢,节律没有心肌规律。④具有一定的紧张性,对维持形态和位置有重要作用。⑤平滑肌对电刺激不敏感,对化学、温度和机械性牵张刺激较为敏感。

消化道平滑肌离体后,置于适宜的环境中,仍能进行节律性活动,并对环境变化表现出不同的反应。

【实验对象】

家兔,重 2.0～2.5 kg,雌雄不限。

【实验器材与药品】

1. 实验器材 BL-420S 生物信号采集系统、机械-电换能器(量程为 25 g 以下)、恒温浴锅或麦氏浴槽、球胆、温度计、烧杯、螺旋夹、手术剪、镊子等。

2. 药品 台氏液、肾上腺素(1:10 000)、乙酰胆碱(1:10 000)、阿托品(1:10 000)、新斯的明(1:10 000)、1 mol/L NaOH 溶液、1 mol/L HCl 溶液、2%CaCl$_2$溶液等。

【实验方法与步骤】

1. 准备工作 实验前将台氏液加入 CW-2 恒温仪,加至恒温浴锅及灌流浴槽高度的 2/3 处,工作点温度设定在 38 ℃,打开电源开关,使其加热,同时指示灯亮。熟悉换液方法,打开 b 夹可使灌流浴槽中的液体流出,打开 a 夹则使恒温浴锅中的台氏液注入灌流浴槽内(图 8-1)。

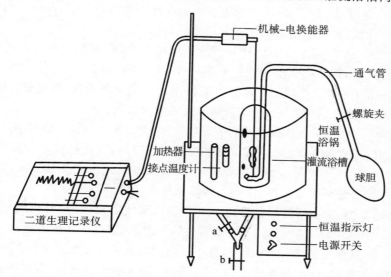

图 8-1 CW-2 恒温仪灌流离体小肠实验装置

2. 标本制备 提起家兔后肢将其倒悬,用木槌猛击兔头枕部,使其昏迷,立即剖开腹腔,找出胃幽门与十二指肠交界处,由此取长 20～30 cm 的肠管。先将与该肠管相连的肠系膜沿肠缘剪去,再将拟取肠管两端分别用线结扎,于结扎两端内侧剪断,取出肠段置于台氏液中轻轻漂洗,当肠内容物基本洗净后,将肠管分成数段,每段长 3～4 cm,两端各系一条线,保存于供氧的 35 ℃左右的台氏液中。

3. 标本安装 将充满空气的球胆与通气管相连接,将肠段一端系在通气管钩上,另一端与机械-电换能器相连,此连线必须垂直,并不得与灌流浴槽管壁、通气管和温度计接触,以免摩擦影响记录,调节橡皮管上的螺旋夹,控制通气量,使空气从通气管前端呈单个而不是成串逸出,以免振动悬线影响记录(亦可用气泵供氧)。

4. 记录 用 BL-420S 生物信号采集系统记录,其步骤如下。

(1)将机械-电换能器插头插入相应通道的输入插孔。

(2)开机启动 BL-420S 生物信号采集系统。

(3)单击菜单实验项目栏弹出下拉菜单,从消化实验项选择小肠平滑肌的生理特性。

(4)将已制备好的标本用丝线系于机械-电换能器的受力片上,调节机械-电换能器的水平位置,拉紧丝线给标本一定量的前负荷(可由基线上升高度得出)。

(5) 适当调整增益与扫描速度,调整显示效果。

(6) 把基线调到信号窗口的适当位置。

(7) 当信号变化幅度较大以致超过信号窗口的范围时,可利用"参数设置"中的选项进行调整。

(8) 待标本功能状态正常、收缩稳定后,即可开始实验。

5. 观察项目

(1) 正常小肠运动曲线:观察离体小肠平滑肌收缩的节律、波形和幅度。注意:收缩曲线的基线升高,表示小肠平滑肌紧张性升高;收缩曲线下降,表示小肠平滑肌紧张性降低。

(2) 温度的影响:将浴槽内台氏液放出,注入 25 ℃台氏液,观察平滑肌收缩有何改变。当效应变化明显后再换入 38 ℃台氏液,持续一段时间后,再换入 42 ℃台氏液,观察收缩活动的变化。待变化明显后再换入 38 ℃台氏液,待小肠运动恢复正常后,进行下一项。

(3) 肾上腺素的作用:用滴管滴加 2 滴肾上腺素(1∶10 000)于灌流浴槽内,观察小肠平滑肌的反应。当效果明显后,立即更换 38 ℃台氏液,待小肠运动恢复正常后,进行下一项。

(4) 氯化钙的作用:加 2~3 滴 2%$CaCl_2$溶液入灌流浴槽内,观察其反应。当效果明显后,立即更换 38 ℃台氏液,待小肠运动功能恢复正常后,进行下一项。

(5) 盐酸的作用:加 2 滴 1 mol/L HCl 溶液入灌流浴槽内,观察其反应。当效果明显后,立即更换 38 ℃台氏液,待小肠运动功能恢复正常后,进行下一项。

(6) 氢氧化钠的作用:加 2 滴 1 mol/L NaOH 溶液入灌流浴槽内,观察其反应。当效果明显后,立即更换 38 ℃台氏液,待小肠运动功能恢复正常后,进行下一项。

(7) 乙酰胆碱的作用:用滴管吸入乙酰胆碱(1∶10 000)并向灌流浴槽内滴加 2 滴,可见收缩曲线的基线上升,幅度加大,收缩增强。观察到明显效应后,立即从排水管放出灌流浴槽内含乙酰胆碱的台氏液(打开 b 夹),加入新鲜台氏液(打开 a 夹),由此反复 3 次,以洗涤或稀释残留的乙酰胆碱,使之达到无效浓度,待小肠运动恢复后,进行下一项。

(8) 阿托品的作用:滴加阿托品(1∶10 000)2 滴入灌流浴槽内,观察小肠平滑肌的反应。1 min后,再加入 1∶10 000 乙酰胆碱 2 滴,观察小肠平滑肌的反应,比较与上一项结果有何不同。当效果明显后,立即更换 38 ℃台氏液,待小肠运动恢复正常后,进行下一项。

(9) 新斯的明的作用:滴加新斯的明(1∶10 000)2 滴入灌流浴槽内,观察小肠平滑肌的反应。当效果明显后,立即更换台氏液,待小肠运动恢复正常后,进行下一项。

(10) 滴加阿托品(1∶10 000)2 滴入灌流浴槽内,1 min 后,再加入 1∶10 000 新斯的明 2滴,观察小肠平滑肌的反应,比较与上一项结果有何不同。

【注意事项】

(1) 实验过程中,必须保证标本的供氧及灌流浴槽内台氏液的温度为恒温(38℃)。

(2) 恒温浴锅内的液面高度应保持恒定。

(3) 上述各药液加入的量,系参考数据,如效果不明显可以增补药量。

(4) 每项实验效果明显后,立即放掉含药液的台氏液,并使用台氏液冲洗多次,以免平滑肌出现不可逆反应。

【思考题】

(1) 消化道平滑肌一般生理特性有哪些?

(2) 乙酰胆碱、肾上腺素对小肠平滑肌运动有何影响?试解释其作用原理。

(3) 钙离子在平滑肌收缩的过程中起什么作用?

(李良东)

第九章　泌尿系统实验

实验 22　尿生成的影响因素

【实验目的与原理】

1. 目的　学习并掌握家兔膀胱插管的技术和操作方法,观察相关生理因素和血管活性药物对尿生成的影响。

2. 原理　肾单位和集合管是肾脏中与尿生成密切相关的功能解剖结构。皮质肾单位主要负责尿的生成,近髓肾单位长的髓袢和"U"形的直小血管则与尿的浓缩和稀释机制密切相关。尿生成的基本过程包括肾小球滤过、肾小管和集合管的选择性重吸收和肾小管和集合管的分泌与排泄三个环节。肾动脉进入肾脏后最终形成入球小动脉,来自入球小动脉的血液流经肾小球毛细血管网时,血浆中的水和低分子溶质,在有效滤过压的驱动下进入肾小囊形成原尿,后者再经肾小管和集合管的选择性重吸收和分泌与排泄最后形成终尿。凡是影响尿生成各个环节的因素均可影响终尿量的多少,如动脉血压、血容量、血管活性物质和交感神经兴奋性等的变化均可改变肾血流量,进而影响肾小球滤过率,使原尿量发生变化,最后导致终尿量发生改变。垂体后叶素引起尿量减少的原因是其中的血浆抗利尿激素(ADH)与远曲小管后段和集合管上皮细胞管周膜上的 V_2 受体相结合,经跨膜信号转导启动细胞内水孔蛋白AQP-2移动并镶嵌到腔侧膜上形成水通道,使肾小管对水的通透性增大,进入细胞内的水再借助基侧膜上的水孔蛋白 AQP-3 和 AQP-4 进入细胞间隙而被重吸收,使尿量减少。

【实验对象】

家兔,重 2.0～2.5 kg,雌雄不限。

【实验器材与药品】

1. 实验器材　相关仪器设备包括计算机和 BL-420F 生物信号采集系统、兔手术台(兔台)、记滴器、血压换能器、刺激电极、保护电极等;其他实验用品包括哺乳类动物手术器械、输液架、输液管、注射器、丝线、纱布及烧杯等。

2. 药品　20％氨基甲酸乙酯溶液、生理盐水、垂体后叶素、0.1％去甲肾上腺素溶液等。

【实验方法与步骤】

1. 动物麻醉与固定　取家兔 1 只,称重,由耳缘静脉注射 20％氨基甲酸乙酯溶液(乌拉坦,剂量为 5 mL/kg)对家兔进行麻醉,使其背位固定。

2. 颈部手术　家兔颈前部备皮处理,分离气管,做气管插管。分离左侧颈总动脉,用充满肝素盐水且连接血压换能器的导管做颈动脉插管,结扎、固定。分离右侧迷走神经和交感神经,分别穿丝线备用。

3. 下腹部手术　将家兔下腹部剪毛备皮处理,在耻骨联合上 1.5 cm 处纵行切开皮肤,长约 4 cm,沿腹白线打开腹腔,暴露膀胱,分离双侧输尿管,在其下方穿丝线,结扎后尿道,做膀胱插管,将记滴器置于膀胱插管出口的正下方,使家兔尿液恰好滴落在记滴器的双电极上。根据家兔的一般状况和基本尿量情况决定是否建立耳缘静脉输液通路。

NOTE

4. 仪器连接与实验项目选择 确认记滴器和血压换能器与 BL-420F 生物信号采集系统的主机连接，启动计算机，打开 BL-420F 生物信号采集系统，选择实验项目"泌尿系统实验"项和"尿生成调节"项。

【观察项目】

（1）观察和记录正常的血压与尿量曲线。

（2）由耳缘静脉注射 37 ℃生理盐水 20 mL，记录血压与尿量曲线，观察盐水扩容对尿生成的影响。

（3）耳缘静脉注射垂体后叶素 2 U，观察、记录血压与尿量的变化。

（4）电刺激右侧交感神经，记录血压与尿量曲线，观察交感神经兴奋对血压和尿量的影响。

（5）电刺激右侧迷走神经外周端，记录血压与尿量曲线，观察副交感神经兴奋对血压的影响及尿量的变化情况。

（6）耳缘静脉注射 0.1 g/L 的去甲肾上腺素溶液 0.5 mL，观察和记录血压与尿量的变化。

（7）停止实验→保存实验结果→反演并进行图形剪辑、处理、打印实验结果；整理实验数据，填入表格，分析、讨论实验结果（表 9-1）。

表 9-1 影响家兔尿生成的因素实验结果记录

家兔体重		麻醉方法		麻醉药与剂量	
实验项目	实验结果				
	血压/mmHg		尿量/(滴/分)		
	实验前	实验后	实验前	实验后	
正常（未施加影响因素）					
静脉注射生理盐水 20 mL					
静脉注射垂体后叶素 2 U					
电刺激右侧交感神经					
电刺激右侧迷走神经外周端					
静脉注射 0.1 g/L 去甲肾上腺素溶液 0.5 mL					

【注意事项】

（1）后尿道结扎时切勿损伤输尿管和血管；切口尽可能远离输尿管根部，确保膀胱插管进入膀胱腔内，避免插到膀胱壁肌层与黏膜之间；结扎、固定膀胱插管时也要尽量远离输尿管根部。

（2）为了避免动脉插管脱落，颈总动脉插管术可安排在腹部手术之后。

（3）为了更精确地观察某一因素的影响，尽量等上一步生理因素作用消失后再进行下一步实验。

（4）注意保护耳缘静脉，必要时建立静脉输液通路，可经此通路给药。

（5）注意观察尿量变化的全过程，包括变化的峰值和持续时间。

（6）实验的每个步骤需分别添加相应的特殊标记，以备编辑实验结果时查阅。

【思考题】

（1）刺激交感神经与静脉注射 0.1 g/L 的去甲肾上腺素对尿生成的影响有何异同？

（2）刺激迷走神经外周端与静脉注射 0.1 g/L 的去甲肾上腺素对尿量影响的机制有何异同？

（李玉明）

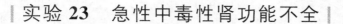

实验 23 急性中毒性肾功能不全

【实验目的与原理】

1. 目的 复制急性中毒性肾功能不全的动物模型。观察急性中毒性肾功能不全时动物的尿量、肾功能和肾脏形态学的改变。

2. 原理 采用肾毒性物质重金属盐 $HgCl_2$ 溶液造成家兔急性肾小管坏死,复制急性中毒性肾功能不全的动物模型,通过观察动物的尿量、尿蛋白和酚红排泌功能的变化,学习急性肾小管坏死引起的肾的主要功能改变。

【实验对象】

家兔,重 2.0～2.5 kg,雌雄不限。

【实验器材与药品】

1. 实验器材 721 型分光光度计、比色杯、兔台、酒精灯、试管架、膀胱插管、丝线、纱布、小儿头皮针、注射器、吸管、滴管、试管、烧杯等。

2. 药品 1％$HgCl_2$溶液、生理盐水、10％氢氧化钠溶液、5％葡萄糖溶液、0.6％酚红溶液（6 mg/mL）、5％的醋酸溶液、1％普鲁卡因溶液、20％氨基甲酸乙酯溶液等。

【实验方法与步骤】

1. 实验分组与用药 将家兔随机分为实验组和对照组,实验组家兔于实验前 24 h 称重,肌内注射 1％$HgCl_2$(剂量为 1.5 mL/kg),制作急性中毒性肾功能不全的动物模型备用,对照组家兔注射等量的生理盐水。

2. 动物麻醉与固定 每组取一只家兔,称重,由耳缘静脉注射 20％氨基甲酸乙酯溶液(5 mL/kg),将麻醉后的家兔仰卧固定于兔台上。

3. 下腹部手术 下腹部剪毛备皮,在耻骨联合上 1.5 cm 处纵行切开皮肤,长约 4 cm,分离皮下组织,沿腹白线切开腹壁肌肉,打开腹膜,暴露膀胱,直接用注射器抽取 4 mL 尿液,留作尿蛋白定性试验用,然后做膀胱插管,收集尿液。

4. 尿蛋白定性试验 将上一步留取的 4 mL 家兔尿液放入试管中,用试管夹夹住试管,放酒精灯上加热至沸腾(试管口不要面对自己和他人,宜间歇加热,一定避免试管内尿液溢出),当发现尿液混浊时,加入 5％醋酸溶液 3～5 滴,再煮沸,若尿液变清亮,则此时尿液混浊为其中的尿酸盐析出所致(醋酸可除去磷酸盐或碳酸盐所形成的白色混浊);若加入醋酸后混浊没有消退或反而加重,则说明尿液中含有蛋白质。此时,根据尿液混浊程度和性质,按下列标准判定尿蛋白定性试验的结果。

无混浊(一);轻度混浊(±);白色混浊(＋),含蛋白质 0.1～0.5 g/L;乳样混浊(＋＋),含蛋白质 0.5～2 g/L;絮状混浊(＋＋＋),含蛋白 2～5 g/L;凝聚成块(＋＋＋＋),含蛋白质＞5 g/L。该试验宜在加入醋酸 3～5 min 观察结果。

5. 静脉注射葡萄糖溶液 由耳缘静脉缓慢输注 5％葡萄糖溶液(剂量为 100 mL/kg),以利于排尿。

6. 酚红排泌试验(PSP) 将家兔由耳缘静脉注射 0.6％酚红溶液 0.5 mL(3 mg)并记录注射时间,然后用预先放入 10％氢氧化钠溶液(10 mL)的烧杯收集 30 min 的尿液,观察相关指标:①可测定 PSP 最早排泌时间(取不同时间点的尿液检测);②30 min 内的尿量;③测定 PSP 排泌百分率。用 100 mL 量筒将 30 min 所收集的尿液(或某时间点的尿样)用水稀释至 100 mL,然后取 10 mL 再稀释至 100 mL,再取样品用 721 型分光光度计测定 500 nm 波长的光密度并与标准液进行比色,将测得的数据代入下列公式计算 PSP 排泌百分率。

PSP％＝测定管 D/标准管 D×100％(D 为光密度)

7. 观察肾脏形态学改变 将对照组与模型组家兔一并处死,取出肾脏,称重,计算肾重与体重之比。观察并比较 2 只家兔肾脏的大体形态、颜色、光泽、条纹等,可进行组织学观察、组织切片,显微镜下观察皮质肾小管上皮有无坏死、脱落,管腔有无蛋白、红细胞、管型等。

附:721 型分光光度计的工作原理

物质都有特定的吸收光谱,在一定条件下物质的光吸收程度与溶液中该物质的浓度成正比。利用单色器(如棱镜)得到一定波长的单色光(如紫外线),单色光通过盛有待测溶液的样品室(如比色杯)后到达受光器(如光电池)而产生光电流,其电流的大小代表光的吸收程度,据此可以推算出待测溶液中该物质的浓度。721 型分光光度计灵敏度高、结构简单、易操作,其光谱范围为 360～800 nm,常用于溶液中有色物质的测定。

【注意事项】
(1) 加稀释的尿样、标准液等测定时要尽量精确。
(2) 用酒精灯加热时,应让试管受热均匀,时间控制准确。

【思考题】
(1) 氯化汞引起急性中毒性肾功能不全的机制是什么?
(2) 急性中毒性肾功能不全时尿量为什么会减少?

(李玉明)

实验 24 利尿药与脱水药实验

【实验目的与原理】

1. 目的 掌握家兔膀胱插管的操作方法,观察相关利尿药和脱水药对尿生成的影响。

2. 原理 肾内与尿生成密切相关的功能解剖结构是肾单位和集合管。皮质肾单位主要负责尿的生成,近髓肾单位长的髓袢和"U"形的直小血管则与尿的浓缩和稀释机制密切相关。尿生成的基本过程包括肾小球滤过、肾小管和集合管的选择性重吸收、肾小球和集合管的分泌与排泄三个环节。来自入球小动脉的血液流经肾小球毛细血管网时,血浆中的水和低分子溶质,在有效滤过压驱动下进入肾小囊形成原尿,后者再经肾小管和集合管的选择性重吸收和分泌,以及肾对尿液的浓缩与稀释机制最后形成终尿。利尿药主要抑制肾小管上皮细胞腔侧膜上的转运体(如呋塞米抑制髓袢升支粗段的 Na^+-K^+-$2Cl^-$ 同向转运体;噻嗪类利尿药抑制远曲小管起始段的 Na^+-Cl^- 同向转运体)减少 Na^+ 的重吸收,降低外髓质的高渗程度,使管腔内外渗透浓度梯度减小,小管液中水的重吸收量下降,达到利尿的目的;静脉注射高渗葡萄糖或甘露醇后,经肾小球滤过,提高了肾小管液溶质的浓度,使小管液渗透压升高,通过渗透性利尿机制减少了水的重吸收量,使终尿量增多,达到脱水利尿的目的。

【实验对象】
家兔,重 2.0～2.5 kg,雌雄不限。

【实验器材与药品】

1. 实验器材 仪器设备包括计算机和 BL-420F 生物信号采集系统、兔台、记滴器、血压换能器、刺激电极、保护电极等;其他实验用品包括哺乳类动物手术器械、输液架、输液管、注射器、丝线、纱布及烧杯等。

2. 药品 20％氨基甲酸乙酯溶液、20％的葡萄糖溶液、20％的甘露醇溶液、呋塞米溶液、尿糖试纸等。

【实验方法与步骤】

1. 动物麻醉与固定 取家兔1只,称重,由耳缘静脉注射20%氨基甲酸乙酯溶液(乌拉坦,剂量为5 mL/kg)麻醉,背位固定。

2. 颈部手术 颈前部剪毛备皮,分离气管,做气管插管;分离左侧颈总动脉,用充满肝素盐水且连接血压换能器的导管做颈动脉插管,结扎、固定。

3. 下腹部手术 下腹部剪毛备皮,在耻骨联合上1.5 cm处纵行切开皮肤,沿腹白线打开腹腔,暴露膀胱,在双侧输尿管下方穿丝线,结扎后尿道,做膀胱插管,将记滴器置于膀胱插管出口的正下方,使家兔尿液刚好滴落在记滴器的双电极上。

4. 仪器连接与实验项目选择 将记滴器和血压换能器与BL-420F生物信号采集系统的主机相连,启动电脑,打开BL-420F生物信号采集系统,选择实验项目"泌尿系统实验"项和"尿生成调节"项。

【观察项目】

(1) 观察和记录正常的血压与尿量曲线。

(2) 由耳缘静脉注射37 ℃生理盐水20 mL,记录血压与尿量曲线,观察生理盐水利尿的效果。

(3) 用尿糖试纸定性测量尿糖,然后经由耳缘静脉注射20%葡萄糖溶液5 mL,记录血压与尿量曲线,观察高浓度葡萄糖对家兔尿量的影响。待尿量明显增多后,再次用尿糖试纸定性测量尿糖。

(4) 耳缘静脉注射呋塞米溶液(剂量为5 mg/kg),观察和记录血压与尿量的变化。

(5) 耳缘静脉注射20%的甘露醇溶液5 mL,观察和记录血压与尿量的变化。

(6) 停止实验→保存实验结果→反演并进行图形剪辑、处理、打印实验结果。整理实验数据,填入下表,分析、讨论实验结果(表9-2)。

表9-2 利尿药与脱水药实验结果记录

家兔体重		麻醉方法		麻醉药与剂量	
实验项目	实验结果				
	血压/mmHg		尿量/(滴/分)		
	实验前	实验后	实验前	实验后	
正常血压、尿量					
静脉注射生理盐水 20 mL					
静脉注射20%葡萄糖溶液5 mL					
静脉注射呋塞米溶液(剂量为5 mg/kg)					
静脉注射20%甘露醇溶液5 mL					

【注意事项】

(1) 确保膀胱插管进入膀胱腔内,结扎、固定膀胱插管时要尽量远离输尿管根部。

(2) 每项实验观察完成后须等尿量基本恢复正常后再进行下一步实验。

(3) 注意保护家兔耳缘静脉,必要时建立静脉输液通路,可经此通路给药。

(4) 要观察尿量变化的全过程,包括变化的峰值和持续时间。

(5) 注意添加相应的特殊标记,以备编辑实验结果时查阅。

【思考题】

(1) 比较静脉注射20%的葡萄糖溶液与静脉注射20%的甘露醇溶液,其利尿机制有何异同?

(2) 静脉注射生理盐水利尿与口服清水利尿有何不同?

(李玉明)

第十章 药物代谢动力学和药物效应动力学

实验 25 磺胺类药物血浆生物半衰期测定

【实验目的与原理】

1. 目的 以磺胺类药物作为工具药掌握静脉给药的血浆生物半衰期测定及计算方法,了解血浆生物半衰期参数的临床意义。

2. 原理

(1)药物代谢动力学研究的是药物在体内的吸收、分布、代谢和排泄的时间过程,它的研究资料对临床设计用药有重要的参考价值。半衰期是指药物在体内代谢一半所需要的时间。根据药物半衰期的长短,可以较合理地设计出临床用药的间隔时间,或每日给药次数,以维持有效的血药浓度,避免蓄积中毒。由于个体差异,同一药物的血浆半衰期对不同人群有明显的差异,同时,药物相互作用也干扰半衰期,一般如果给药时间间隔长于 2 个半衰期,长期给药是比较安全的。

(2)大多数药物在体内按照一级动力学的规律消除。

静脉注射给药后,血浆药物浓度-时间方程为:

$$C = C_0 e^{-Kt}$$

式中:K 为药物消除速率常数;C_0 为 $t = 0$ 时的血药浓度。

上述公式经对数变换后得:

$$\lg C = \lg C_0 - K \frac{t}{2.303}$$

即血药浓度(C)对时间(t)在半对数坐标纸上呈一回归直线,截距 $a = \lg C_0$,由直线上任意两点的坐标($\lg C_1, t_1$)和($\lg C_2, t_2$)可以计算出斜率(b):

$$b = \frac{\lg C_1 - \lg C_2}{t_1 - t_2}$$

再根据斜率 $b = -\frac{K}{2.303}$,可以直接计算出半衰期:$T_{1/2} = \frac{0.693}{K}$（时间）或者也可通过作图法查出 $T_{1/2}$ 数值。

(3)磺胺类药物为对氨基苯磺酰胺类化合物,酸性环境中其苯环上的氨基离子化后生成铵类化合物,并进而与亚硝酸发生重氮化反应,产生重氮盐。在碱性溶液中,重氮盐能与酚类化合物发生偶联反应,生成橙红色的偶氮化合物,该化合物的显色深浅与磺胺类药物的浓度成正比。使用分光光度计测定溶液的光密度,通过与标准品比较,即可推算出磺胺类药物的浓度。计算公式为:

$$血浆磺胺药物浓度 = 标准管浓度 \times \frac{测定管光密度}{标准管光密度} \times 100\%$$

【实验对象】

家兔(体重 2 kg 左右),雌雄均可。

【实验器材与药品】

1. 实验器材　722 型分光光度计,离心机,兔手术台,手术器械 1 套(手术剪 1 把、眼科剪 1 把、直止血钳 2 把等),玻璃分针 1 支,动脉夹 1 个,动脉插管 1 支,婴儿秤 1 台,注射器 1 mL、5 mL 各 1 支;吸管 1 mL、10 mL 各 1 支,2 mL 5 支;吸耳球 1 个,离心管及试管架,缝线,棉球,记号笔,烧杯等。

2. 药品　20％磺胺嘧啶钠溶液、1％肝素溶液、0.02％磺胺嘧啶钠标准溶液、7.5％三氯醋酸溶液、0.5％亚硝酸钠溶液、0.5％麝香草酚溶液(20％NaOH 配制)、20％氨基甲酸乙酯溶液(乌拉坦)等。

【实验方法与步骤】

1. 动物麻醉与固定　取家兔 1 只,称重,用 20％乌拉坦溶液,剂量为 5 mL/kg 经耳缘静脉缓慢注射麻醉,然后使其仰卧位固定于兔手术台上。

2. 动脉插管术　选取颈总动脉,在气管上方,沿皮肤行纵向切口约 6 cm,用止血钳及玻璃分针钝性分离皮下筋膜及肌肉组织,将气管暴露,在气管旁找到较粗大的颈总动脉,将其与周围组织分离。分离左侧颈总动脉 2～3 cm,在下面穿线 2 根,一根结扎远心端,动脉夹夹闭近心端,二者距离约 3 cm。在远心端附近剪开一个 V 形切口,插入已充满肝素溶液的动脉插管,用预留的手术线结扎固定动脉插管。

3. 全身肝素化　由家兔耳缘静脉注射 1％肝素溶液,剂量为 1 mL/kg。

4. 加样试管准备　取离心管 5 支,编号为对照管(空白管)、标准管、0 号、15 号、65 号,向各管中分别加入 7.5％三氯醋酸溶液 5.8 mL。

5. 空白取样　肝素化后 5 min,打开动脉夹,即可取空白血样 2 mL 加入 0 号离心管中。

6. 给药取样　由家兔耳缘静脉缓慢注射 20％磺胺嘧啶钠溶液,剂量为 2 mL/kg,并记录注射完毕的时间。在给药后 15 min 及 65 min 时,先后取血 2 mL,分别置于 15 号和 65 号离心管中,搅拌均匀,准确记录取血时间。

7. 处理　3 支离心管以 2000 r 离心 10 min,准确吸取上清液 1.5 mL,分别加入另外 3 支试管,并依次加入 0.5％亚硝酸钠溶液 0.5 mL 和 0.5％麝香草酚溶液 1.0 mL(表 10-1)。

8. 标准液配制　取 0.02％磺胺嘧啶钠标准溶液 0.2 mL,加入到 7.5％三氯醋酸溶液 5.8 mL 中,摇匀后,取出 1.5 mL,并依次加入 0.5％亚硝酸钠溶液 0.5 mL 和 0.5％麝香草酚溶液 1.0 mL 作为标准管。

9. 比色计算　用 722 型分光光度计进行比色测定。选取波长 520 nm,以空白管调零后,读出标准管及各测定管(0 号、15 号及 65 号)的光密度,并根据公式计算半衰期。

表 10-1　磺胺嘧啶钠血浆浓度测定步骤

加样	空白管	标准管	0 号	15 号	65 号
血液样品/mL	——	——	1.5	1.5	1.5
蒸馏水	1.5	——	——	——	——
标准液	——	1.5	——	——	——
0.5％亚硝酸钠溶液	0.5	0.5	0.5	0.5	0.5
0.5％麝香草酚溶液	1.0	1.0	1.0	1.0	1.0

【注意事项】

(1) 实验过程尽量注意避免溶血,否则会影响结果的测定。

(2) 每次取血前应先将管中的 0.1～0.2 mL 的血弃去,取血后,注意立即将动脉插管充满肝素。

NOTE

(3) 吸取血液时,要更换吸头,避免交叉污染。

(4) 加三氯醋酸溶液入试管后,立即摇匀,防止出现血凝块。

(5) 依次加入亚硝酸钠和麝香草酚溶液,顺序不要混乱。

(6) 用乌拉坦麻醉家兔时需要掌握好剂量,防止家兔出现过度麻醉的现象。

【思考题】

(1) 测定药物的血浆浓度半衰期有何临床意义?

(2) 三氯醋酸溶液在本实验中有什么作用?

(李文娜)

实验 26　戊巴比妥钠 ED_{50} 和 LD_{50} 的测定

一、戊巴比妥钠 ED_{50} 的测定

【实验目的与原理】

1. 目的　学习测定药物半数有效量 ED_{50} 的实验方法。

2. 原理　戊巴比妥钠为巴比妥类镇静催眠药,适量给药后产生催眠的阳性反应。该反应仅出现有或无两种现象,属于质反应。药物能使半数动物出现阳性反应的剂量称为半数有效量(ED_{50}),是反映药物效应强弱的重要指标。如过量给药则实验效应为死亡,引起 50% 动物死亡的药物剂量称为半数致死量(LD_{50})。如使用同一种动物和相同的给药方法测出药物的 ED_{50} 和 LD_{50},则治疗指数 $TI = LD_{50} / ED_{50}$,是衡量药物安全性的一个重要指标。测定 ED_{50} 方法很多,其中 Bliss 法(概率单位加权法)被认为是目前最经典、最精确的方法,但计算比较复杂。BL-420 生物机能实验系统中含有 Bliss 法计算软件,可以按照提示输入实验结果,通过该软件直接计算出 ED_{50} 或 LD_{50} 并得出其 95% 可信限。

【实验对象】

小鼠 70 只,雌雄各半,体重 18～22 g,实验前禁食 12 h,不禁水。

【实验器材与药品】

1. 实验器材　BL-420 生物机能实验系统、天平、鼠笼、1 mL 注射器、烧杯等。

2. 药品　苦味酸溶液、1% 戊巴比妥钠溶液等。

【实验方法与步骤】

1. 摸索药物的剂量范围　找出 0% 和 100% 的阳性效应剂量。先取小鼠 20 只,称重编号,并随机分为 4 组,腹腔注射戊巴比妥钠进行麻醉(参考剂量:最小剂量为 30 mg/kg,最大剂量为 50 mg/kg)。

2. 阳性反应指标　给药 15 min 后观察出现阳性反应的动物数,并找出接近 0% 和 100% 阳性反应的剂量,设定为正式实验的最小有效量(ED_{min})和最大剂量(ED_{max})。本实验阳性反应指标表现为小鼠睡眠,即翻正反射(将动物腹部朝上放置于桌面上,放手后是否能立即翻正)消失持续 1 min 以上。

3. 确定剂量范围　如观察到最大剂量组出现 100% 阳性反应,而相邻剂量组出现 75% 阳性反应,则可设定此最大剂量为 ED_{max}。若相邻剂量组出现阳性反应动物数不足 75%,则需要将最大剂量乘以 1.2 作为 ED_{max}。

4. 分组　测定半数有效量和半数致死量的实验一般常分 4～8 个剂量组。将本实验剩余50 只小鼠按照性别、体重分层随机分组即雌雄分开,分别称重并编号,将同一重量的小鼠放入

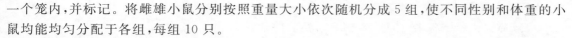

一个笼内,并标记。将雌雄小鼠分别按照重量大小依次随机分成 5 组,使不同性别和体重的小鼠均能均匀分配于各组,每组 10 只。

5. 确定给药剂量 根据确定的 ED_{min} 和 ED_{max} 以及分组数(n)按照下列公式计算各组剂量的公比 r:

$$r = \sqrt[n-1]{\frac{ED_{max}}{ED_{min}}}。$$

由公比 r,按等比数列计算各组给药剂量,如下:$D_1 = ED_{min}$,$D_2 = D_1 r$,$D_3 = D_2 r$,$D_4 = D_3 r$,$D_5 = ED_{max}$。

6. 给药观察 各组按照上述给药剂量(0.2 mL/10 g)腹腔注射给药,记录给药后 15 min 内发生阳性反应的各组动物数并计算阳性反应发生率 p(以小数表示)。

【结果处理】

记录数据,将相应实验数据填入表 10-2。

表 10-2 戊巴比妥钠 ED_{50} 实验结果

组别	动物数	药物浓度 /(mg/mL)	给药剂量 /(mg/kg)	催眠动物数/只
1				
2				
3				
4				
5				

(1)将实验数据输入 BL-420 生物机能实验系统,点击计算,即可得到本次实验的 ED_{50} 数值以及其 95% 可信限。

(2)或者按照改良寇氏法公式也可手工计算出 ED_{50}:

$$ED_{50} = lg^{-1}[lg ED_{max} - lgr(\sum p - 0.5)]。$$

式中:p 为阳性反应发生率;$\sum p$ 为各组阳性反应发生率总和;r 为各组剂量公比;ED_{max} 为最大剂量。

【注意事项】

(1)注射戊巴比妥钠后要保持环境安静,室温控制在 20 ℃ 左右。观察药物反应时,不要过多翻动小鼠,以免影响其阳性反应(睡眠)。

(2)测定 ED_{50} 对实验操作的精确性要求较高,因此各项操作均需仔细,以减少实验误差。

(3)ED_{50} 和 LD_{50} 可使用同种的方法测定,两者测定原理相同,区别仅在于观察的指标不同。

二、戊巴比妥钠 LD_{50} 的测定(改良寇氏法)

【实验目的与原理】

1. 目的 学习测定药物急性毒性实验 LD_{50} 的实验方法及用改良寇氏法(Karber)计算结果。

2. 原理 药物的急性毒性一般以该药使动物致死 50% 所需的剂量为指标,常用 LD_{50} 来表示,是申报新药的过程中必须提供的药理学资料之一。以死亡率为纵坐标,药物剂量的对数值为横坐标,量效曲线为对称的 S 形曲线。因该曲线在死亡率为 50% 时斜率最大,变化最明显,此时剂量最准确且误差小,称为半数致死量。LD_{50} 的测定方法很多。本实验采用改良寇氏法测定,其设计简单、计算方便、要求不高,但精度不够,仅适用于毒性的初步测定。

【实验对象】

小鼠 70 只,雌雄各半,体重 18～22 g,实验前禁食 12 h,不禁水。

【实验器材与药品】

1. 实验器材　鼠笼、天平、1 mL 注射器、烧杯等。

2. 药品　苦味酸溶液、1％戊巴比妥钠溶液等。

【实验方法与步骤】

1. 预实验测定剂量范围　先找出 0 和 100％的死亡的剂量。取 20 只小鼠,分组称重编号后,按照上个实验中的操作方法,找出戊巴比妥钠腹腔注射给药后小鼠死亡的剂量范围。

2. 分组　将小鼠按照性别体重分层随机分组法,随机分成 5 组,每组 10 只。

3. 给药观察　按照上个实验中的操作方法,预实验测定 0％和 100％的致死量分别为 130 mg/kg 和 240 mg/kg,计算剂量比 $r = 1 : 0.85$,设定戊巴比妥钠 5 组剂量(如分别为 130 mg/kg、153 mg/kg、180 mg/kg、212.2 mg/kg 和 240 mg/kg),对小鼠行腹腔注射。观察 30 min 后,分别统计各组小鼠的死亡数。

【结果处理】

记录数据填入表 10-3 并计算。

表 10-3　戊巴比妥钠 LD_{50} 实验结果

组别	动物数 /n	给药剂量 /(mg/mL)	对数剂量 /X	死亡数 /只	p	p^2
1						
2						
3						
4						
5						

按照改良寇氏法公式计算戊巴比妥钠的 LD_{50} 与可信限。

其中:p 为各组小鼠的死亡率(用小数表示),$\sum p$ 表示各组小鼠死亡率的总和。

X_K = 最大剂量的对数,n = 每组动物数。

$i = \lg r(剂量比) = \lg \dfrac{D_5}{D_4} = \lg \dfrac{D_4}{D_3} = \lg \dfrac{D_3}{D_2} = \lg \dfrac{D_2}{D_1}$,则 $LD_{50} = \lg^{-1}[X_K - i(\sum p - 0.5)]$。

当最小剂量组死亡率大于 0 且小于 30％,或最大剂量组死亡率大于 70％但小于 100％时,可按照下列公式校正计算。

$$LD_{50} = \lg^{-1}\left[X_K - i\left(\sum p - \frac{3 - p_m - p_n}{4}\right)\right]$$

式中:p_m 为最大剂量组的死亡率;p_n 为最小剂量组的死亡率。

$$S_{\lg LD50} = i\sqrt{\frac{\sum(p - p^2)}{n - 1}} \quad 为 \lg LD_{50} 的标准误$$

LD_{50} 的可信限 $= \lg^{-1}(\lg LD_{50} \sum 1.96 S_{\lg LD50})$

【注意事项】

(1) 小鼠称重及给药时,剂量需要准确,以减少实验误差。

(2) 上述实验数据也可使用 Bliss 法计算,将相应剂量和死亡率数据,输入 BL-420 生物机能实验系统,点击计算,即可得到本次实验的 LD_{50} 数值以及其 95％可信限。

(3) ED_{50} 和 LD_{50} 可使用同种方法测定,两者测定原理相同,区别仅在于观察指标不同。

【思考题】
（1）请分析 ED_{50} 和 LD_{50} 计算的意义。
（2）药理实验中可以采用哪些方法计算 ED_{50} 和 LD_{50}？

（李文娜）

实验 27　药物的镇痛作用

一、热板法

【实验目的与原理】

1. 目的　学习通过热刺激致痛模型（热板法）筛选镇痛药并比较各类镇痛药物作用特点。

2. 原理　各种物理或化学疼痛刺激（如热刺激、电刺激、机械刺激、化学刺激等）通过感觉纤维传入脊髓，最终到达大脑皮层感觉区而致痛。镇痛药能通过整合痛觉中枢以及抑制或减少痛觉的传入而达到镇痛作用。可以通过比较疼痛反应出现的时间而考察镇痛药的药效。热板法适用于中枢性镇痛药的镇痛作用观察，但外周性镇痛药的镇痛作用则不易通过此方法测定。

【实验对象】

小鼠 3～4 只，体重 18～22 g，雌性。

【实验器材与药品】

1. 实验器材　电热板、鼠笼、天平、注射器、针头、烧杯等。

2. 药品　0.1% 盐酸吗啡溶液、4% 水杨酸钠溶液、生理盐水、苦味酸溶液等。

【实验方法与步骤】

1. 选择实验动物　将热板温度调节至 (54.5 ± 0.5) ℃，将小鼠放于热板上，测定各小鼠出现痛觉反应（出现舔后足或抬后足并回头）的时间，共测定 2 次，每次间隔 5 min，反应时间平均值在 10～30 s 合适，选出 3 只小鼠，对其称重并编号。

2. 给药　甲小鼠腹腔注射 0.1% 盐酸吗啡溶液，剂量为 15 mL/kg；乙小鼠腹腔注射 4% 水杨酸钠溶液，剂量为 15 mL/kg；丙小鼠腹腔注射生理盐水，剂量为 15 mL/kg。

3. 观察　给药 15 min、30 min、45 min、60 min 后分别测定痛觉反应时间（痛阈）各 1 次。如期间小鼠在热板上出现 60 s 无痛觉反应，按照 60 s 计算。

【结果处理】

收集全实验室结果，记录数据填入表 10-4，按下列公式计算痛阈提高百分率：痛阈提高百分率 $=\dfrac{用药后反应时间-用药前反应时间}{用药后反应时间}\times100\%$，如分子（用药后反应时间减用药前反应时间）为负数，则以零计算。

表 10-4　吗啡和水杨酸钠的镇痛作用比较

动物	体重/g	给药剂量	给药前痛阈			给药后痛阈			
			1	2	平均	15	30	45	60
甲									
乙									
丙									

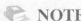
以时间作为横坐标,以各组不同时间的痛阈提高百分率作为纵坐标作图,画出各药物的时效曲线,比较各药物的镇痛强度、作用开始时间和维持时间。

【注意事项】

(1) 本实验不能用雄性小鼠,因受热后小鼠阴囊下坠,而阴囊皮肤对热敏感影响实验结果。

(2) 15~20 ℃的室温较适合进行实验。如温度过低则小鼠反应迟钝,而温度过高则小鼠较敏感易引起跳跃,均影响实验结果。

(3) 小鼠一旦出现痛觉反应须立即移开热板,如60 s无痛觉反应也应立即移开热板,防止小鼠烫伤。如无电热板,也可用大烧杯放置在恒温水浴箱中(调节水温为(54.5 ±0.5)℃)代替。

(4) 小鼠在放入热板10~15 s会出现不安、举前肢、舔前足、踢后肢、跳跃等现象,但这些动作均不能作为疼痛指标,只有舔后足动作才作为疼痛指标。

【思考题】

根据实验结果比较吗啡和水杨酸钠两类镇痛药的药理作用和临床应用的不同。

二、扭体法

【实验目的与原理】

1. 目的 学习使用化学药物刺激建立致痛模型筛选镇痛药的方法。

2. 原理 扭体法是筛选外周性镇痛药的经典实验方法。腹膜上有广泛感觉神经分布,将一些化学刺激药物(如0.6%醋酸、0.05%酒石酸锑钾、0.00125%缓激肽、0.02%苯醌饱和水溶液等)腹腔注射小鼠后,能刺激腹膜,引起小鼠出现大面积而持久的疼痛刺激,使小鼠出现扭体反应(表现为腹部两侧凹陷、躯干扭曲及后肢伸长、臀部高抬)。通过观察药物对扭体反应次数的影响可以筛选镇痛药。

【实验对象】

小鼠3只,体重18~22 g,雌雄均可。

【实验器材与药品】

1. 实验器材 鼠笼、小鼠灌胃器、1 mL注射器、烧杯等。

2. 药品 0.6%醋酸溶液、0.5%盐酸哌替啶溶液、6%阿司匹林混悬液、生理盐水等。

【实验方法与步骤】

1. 分组 取小鼠3只,将其称重、编号并观察其正常活动情况。

2. 给药 甲小鼠腹腔注射0.5%盐酸哌替啶溶液,剂量为0.1 mL/10 g;乙小鼠腹腔注射6%阿司匹林混悬液,剂量为0.1 mL/10 g;丙小鼠腹腔注射生理盐水,剂量为0.1 mL/10 g。

3. 观察 给药30 min后,各小鼠均腹腔注射0.6%醋酸溶液,剂量为每只0.2 mL,观察15 min内产生扭体反应动物的扭体次数。

【结果处理】

收集全实验室结果,填入表10-5,并进行统计学分析。

表 10-5 扭体法测定镇痛药的镇痛作用比较

组别	动物数/只	给药剂量 /(mg/kg)	首次出现扭体时间 /min	平均扭体次数 /(次/15 min)	镇痛百分率 /(%)
哌替啶					
阿司匹林					
生理盐水					

按照下列公式计算药物镇痛百分率。

$$药物镇痛百分率 = \frac{对照组平均扭体次数 - 给药组平均扭体次数}{对照组平均扭体次数} \times 100\%$$

【注意事项】

(1) 醋酸溶液需要新鲜配制且装入密闭容器中,防止醋酸挥发影响实验结果。

(2) 室温不能低于 10 ℃,温度过低则小鼠出现扭体反应的次数减少。

(3) 各组小鼠体重要均匀且体重不宜过轻,否则不易出现扭体反应。

(4) 与对照组比较,药物降低小鼠扭体反应发生百分率达 50% 以上才能被认为具有镇痛作用。

【思考题】

从本实验结果讨论热板法与扭体法筛选镇痛药的区别。

(李文娜)

实验 28　药物的抗惊厥作用

一、药物抗电惊厥作用

【实验目的与原理】

1. 目的　观察抗癫痫药苯妥英钠和苯巴比妥对动物电惊厥的保护作用。

2. 原理　惊厥是指大脑运动神经元异常放电导致骨骼肌发生的非自主性强直与阵挛性抽搐,并带动关节运动。使用强电流刺激动物头颅会引起其全身强直性惊厥,可以建立模拟癫痫大发作的模型。观察药物对强直性惊厥发生的预防作用,如给药后给予原刺激值不再产生惊厥效应,需要加大刺激强度才会出现惊厥效应,则提示该药物可能通过抑制病灶放电,提高惊厥发作阈值,初步判断该药具有抗癫痫大发作作用。

【实验对象】

小鼠 3～4 只,体重 18～22 g,雌雄均可。

【实验器材与药品】

1. 实验器材　BL-420 生物机能实验系统、鼠笼、玻璃钟罩、天平、注射器、烧杯等。

2. 药品　生理盐水、0.5% 苯妥英钠溶液、0.5% 苯巴比妥钠溶液等。

【实验方法与步骤】

1. 调节仪器　将 BL-420 生物机能实验系统接电刺激输出导线,启动系统,打开刺激器调节对话框,选择模式为"粗电压",将电压调为 75～95 V,刺激方式选"单次刺激",延时 9.9 ms,波宽 0.1 ms。或者直接启用内置的"电惊厥实验"模块。

2. 筛选实验动物　将小鼠放置于电惊厥实验架上,输出线前端的两个鳄鱼夹用生理盐水浸湿后,分别夹在小鼠的两耳上。接通电源,将电压从 75 V 逐渐调高到 95 V,按下刺激器启动刺激,即可使小鼠产生前肢屈曲、后肢伸直、直立跳跃的典型强直惊厥反应,此时所用电压即为给药前惊厥阈值电压。如电压调高至 100 V 后,小鼠仍未产生强直惊厥反应,需要更换小鼠。

3. 给药　选择 3 只典型强直惊厥的小鼠,称重、标记。分别腹腔注射 0.5% 苯妥英钠溶液,剂量为 0.15 mL/10 g,0.5% 苯巴比妥钠溶液,剂量为 0.15 mL/10 g,以及剂量为 0.15 mL/10 g 的生理盐水。

4. 观察记录 给药 40 min 后,再给予原惊厥阈值刺激各小鼠,观察并记录各小鼠是否出现惊厥反应。

【结果处理】

收集全实验室数据填入表 10-6,并进行统计学处理。

表 10-6 药物抗电惊厥作用结果

药物		各组反应程度										$\overline{X} \pm SD$
		1	2	3	4	5	6	7	8	9	10	
生理盐水	给药前											
	给药后											
苯妥英钠	给药前											
	给药后											
苯巴比妥钠	给药前											
	给药后											

【注意事项】

(1) 因小鼠存在个体差异,引起小鼠发生惊厥的刺激电流参数各不相同,需要通过实验测定,电流不宜过大以免造成小鼠死亡。

(2) 通电刺激时夹住小鼠两耳的鳄鱼夹须严防短路,避免刺激器损坏。同时人体切勿接触通电小鼠,避免发生触电。刺激完毕后,关闭电刺激器。

(3) 小鼠惊厥可以分为五期:潜伏期、僵直屈曲期、后肢伸直期、阵挛期和恢复期。

【思考题】

根据本实验中小鼠活动改变和电刺激后的反应,比较苯巴比妥钠和苯妥英钠两种药物作用的异同点。

二、药物对抗中枢兴奋药惊厥的作用

【实验目的与原理】

1. 目的 观察丙戊酸钠对二甲弗林所致惊厥的保护作用。

2. 原理 二甲弗林(dimefline,回苏灵)是一种直接刺激呼吸中枢的中枢兴奋药,剂量过大时可导致中枢广泛兴奋,出现惊厥反应。通过观察药物对回苏灵所致惊厥反应的保护作用,可以筛选抗惊厥药和抗癫痫药。

【实验对象】

小鼠 3 只,18~22 g,雌雄均可。

【实验器材与药品】

1. 实验器材 鼠笼、玻璃钟罩、天平、1 mL 注射器、烧杯等。

2. 药品 生理盐水、2％丙戊酸钠溶液、0.5％苯巴比妥钠溶液、0.05％二甲弗林溶液等。

【实验方法与步骤】

1. 分组 取小鼠 3 只,对其称重、编号。

2. 给药 分别腹腔注射 2％丙戊酸钠溶液,剂量为 0.3 mL/10 g;0.5％苯巴比妥钠溶液,剂量为 0.1 mL/10 g;生理盐水,剂量为 0.3 mL/10 g。

3. 观察 给药 30 min 后,分别再皮下注射 0.05％二甲弗林溶液,剂量为 0.2 mL/10 g。观察各小鼠出现反应的快慢和强度(痉挛、跌倒、强直或死亡)。

【结果处理】

收集全实验室数据填入表 10-7,并进行统计学分析。

表 10-7　丙戊酸钠抗惊厥作用

药物	各组反应强度								$\bar{X}\pm SD$
	1	2	3	4	5	6	7	8	
生理盐水									
丙戊酸钠									
苯巴比妥钠									

【注意事项】

(1) 二甲弗林可以用戊四氮代替,戊四氮产生的惊厥反应较典型,阈剂量的戊四氮可引起小鼠头部及前肢抽搐,但不影响翻正反射,可以作为治疗癫痫小发作的药物筛选模型;而大剂量戊四氮(1.0 mg/10 g～1.5 mg/10 g,皮下注射)则会诱发全身阵挛性惊厥,继而导致强直性惊厥,可以作为癫痫大发作模型。

(2) 观察指标必须以出现强直性惊厥为准,如细微震颤不能作为惊厥指标。

【思考题】

从上述实验观察到的结果讨论二甲弗林、苯巴比妥钠和丙戊酸钠的药理作用及临床应用。

(李文娜)

实验 29　氯丙嗪的药理作用

一、氯丙嗪的安定作用

【实验目的与原理】

1. 目的　观察氯丙嗪的镇静安定作用,如对小鼠攻击反应的拮抗作用。

2. 原理　小鼠受到强电刺激后,可出现攻击行为,如逃避、格斗、互咬、对峙、吱吱叫等。用抗精神病药可以抑制这种激怒状态。

【实验对象】

小鼠 4 只,体重 18～22 g,雄性。异笼饲养。

【实验器材与药品】

1. 实验器材　BL-420 生物机能实验系统、注射器、鼠笼、针头、天平、烧杯等。

2. 药品　0.1%盐酸氯丙嗪溶液、苦味酸溶液、生理盐水等。

【实验方法与步骤】

1. 调节刺激器　将 BL-420 生物机能实验系统接电刺激输出导线,连接两个鳄鱼夹分别夹在激怒刺激盒的红黑接线柱上。启动系统,打开刺激器调节对话框,选择模式为"粗电压",电压调为 50 V,刺激方式选"单次刺激"位置,延时 9.9 ms,波宽 0.1 ms。或者直接启用内置的"电惊厥实验"模块,调低电压数值。

2. 分组　取分笼饲养的 2 只小鼠放入激怒刺激盒内。接通电源,调节交流电压输出强度,电压由小逐渐增大,直至小鼠出现激怒行为(观察指标为 2 只小鼠对立、前肢离地、对峙、互相撕咬)。如小鼠不互相撕咬则弃去,选取两组有明显激怒反应的小鼠,记录阈电压值。

3. 给药 一组小鼠(编号为 1、2)腹腔注射 0.1% 盐酸氯丙嗪溶液,剂量为 0.2 mL/10 g,另一组(编号为 3、4)腹腔注射剂量为 0.2 mL/10 g 的生理盐水。

4. 观察 给药 20 min 后,分别再以给药前的阈电压进行刺激,观察两组小鼠给药前后的差异。

【结果处理】

收集实验数据填入表 10-8。

表 10-8 氯丙嗪对小鼠攻击行为的影响

反应	氯丙嗪组				生理盐水组			
	给药前		给药后		给药前		给药后	
	1	2	1	2	3	4	3	4
阈电压								
潜伏期								

【注意事项】

(1) 因小鼠存在个体差异,在实验前应进行刺激反应的筛选,由小到大调节刺激电压,如反应差者应弃去不用。

(2) 在 3 min 内每对小鼠格斗行为不少于 3 次为合格,可选作实验对象。

(3) 刺激盒内要保持干燥,随时擦净小鼠尿液和粪便,以免短路,影响实验结果。

(4) 出现格斗反应后需立即关闭电源,取出小鼠,同时检查有无电压输出,防止意外。

【思考题】

氯丙嗪安定作用的特点及其机制,有什么临床意义?

二、氯丙嗪对体温调节的作用

【实验目的与原理】

1. 目的 通过物理降温方法改变小鼠所处的环境温度,观察氯丙嗪对小鼠体温的影响。

2. 原理 氯丙嗪对下丘脑的体温调节中枢有较强抑制作用,可以干扰正常的体温调定点,使体温随外界环境温度的变化而变化。

【实验对象】

小鼠 6 只,重 18~20 g,雌雄均可。

【实验器材与药品】

1. 实验器材 肛温表、1 mL 注射器、5 号针头、鼠笼、冰箱、天平、烧杯、恒温烘干箱等。

2. 药品 生理盐水、液体石蜡、2% 盐酸氯丙嗪溶液、苦味酸溶液等。

【实验方法与步骤】

1. 正常体温测定 取体重接近的小鼠 6 只,称重,用苦味酸溶液标记小鼠并编号。用液体石蜡涂抹肛温表的前端,插入肛门至水银头没入,测定小鼠正常体温,每只小鼠测定 2 次,取平均值,筛选出体温合格的小鼠。

2. 分组给药 将小鼠平均分 2 组,其中 1、2、3 号小鼠分别腹腔注射 2% 盐酸氯丙嗪溶液,剂量为 0.2 mL/10 g;4、5、6 号小鼠分别腹腔注射剂量为 0.2 mL/10 g 的生理盐水,注射完毕后记录给药时间。

3. 观察记录 注射后将 1、4 号小鼠放入冰箱中,记录冰箱温度,2、5 号小鼠放于室温下,记录室温,3、6 号小鼠放于 40 ℃的恒温烘干箱中。分别在给药后的 30 min、60 min 时各自测定肛温 2 次,取平均值,观察小鼠活动情况并记录。

【结果处理】

将实验结果填入下表 10-9。

表 10-9　氯丙嗪对小鼠体温的调节作用

组别	动物	环境温度 /℃	肛温变化/℃		
			给药前	给药后 30 min	给药后 60 min
氯丙嗪组	1 号				
	2 号				
	3 号				
生理盐水组	4 号				
	5 号				
	6 号				

可以体温为纵坐标,以时间为横坐标作图,分别绘制 6 只小鼠的体温变化曲线。

【注意事项】

(1) 肛温表测定肛温前必须甩到 35 ℃以下,且实验室温度需恒定。

(2) 注意插入肛门的深度要一致。

(3) 成年小鼠的体温生理数值为 36.6～38.3 ℃。

(4) 测定肛温时温度计须放置肛门内 3～5 min。

【思考题】

思考氯丙嗪降温作用的特点及其临床应用?

三、氯丙嗪对小鼠基础代谢的影响

【实验目的与原理】

1. 目的　以耗氧量为指标,观察氯丙嗪对小鼠基础代谢率的影响。

2. 原理　在密闭的容器中,小鼠的存活时间可以反映其消耗氧的能力(耗氧量)。使用中枢抑制药氯丙嗪可以增加脑血流量,提高中枢神经元的摄氧能力,降低小鼠的基础代谢率,延长密闭容器中小鼠的存活时间。

【实验对象】

小鼠 20 只,体重 18～20 g,雌性。

【实验器材与药品】

1. 实验器材　125 mL 磨口广口瓶、瓶塞、秒表、天平、烧杯等。

2. 药品　凡士林、钠石灰、0.1%盐酸氯丙嗪溶液、生理盐水、苦味酸溶液等。

【实验方法与步骤】

1. 分组　称重,取 20 只体重相近的雌性小鼠平均分为 2 组,分别为甲、乙组,每组 10 只。用苦味酸溶液标记小鼠。

2. 给药　甲组小鼠腹腔注射 0.1%氯丙嗪溶液,剂量为 0.2 mL/10 g;乙组小鼠腹腔注射同样剂量的生理盐水。

3. 观察　在广口瓶中加入包有 25 g 钠石灰的纱布包,给药 20 min 后,分别将各小鼠放入磨口广口瓶中,瓶口用涂有凡士林的瓶塞密封。观察并记录小鼠的死亡时间。

4. 记录　收集全实验室的结果并进行记录与统计分析。

NOTE

【结果处理】

收集实验数据填入表 10-10,并进行统计学处理。

表 10-10 氯丙嗪对小鼠缺氧死亡时间的影响

组别	小鼠存活时间/min										$\overline{X} \pm SD$
	1	2	3	4	5	6	7	8	9	10	
对照组											
氯丙嗪组											

【注意事项】

(1) 钠石灰需新鲜,且保持装置密闭。

(2) 各小鼠体重要尽量接近,因为体表面积与能量代谢率成正比。

(3) 观察小鼠死亡时间应观察到小鼠呼吸停止 5 min 后才能停止记录,以确保小鼠已死亡。

(4) 注意保持实验温度的恒定。

【思考题】

思考氯丙嗪降低动物基础代谢率的作用在临床上的应用。

(李文娜)

实验 30 有机磷酸酯类农药中毒及解救方法

【实验目的与原理】

1. 目的 观察有机磷酸酯类农药的中毒症状;观察阿托品和碘解磷定(PAM)的解毒效果。

2. 原理 机体在副交感神经活动加强时,神经末梢释放递质乙酰胆碱(ACh)激动胆碱受体产生生理效应,之后迅速被胆碱酯酶(AChE)水解,终止 ACh 在体内的效应。有机磷酸酯类农药难逆性结合 AChE,生成磷酰化胆碱酯酶,失去水解 ACh 的能力,造成 ACh 在体内大量堆积,持续性激动 M、N 受体,出现 M 样、N 样及 CNS 样中毒症状。①轻度中毒以 M 样症状为主,胆碱酯酶活力为原来酶活力的 50%~70%。②中度中毒以 M 样、N 样症状为主,胆碱酯酶活力为原来酶活力的 30%~50%。③重度中毒表现为 M 样、N 样及 CNS 样中毒症状。解救有机磷酸酯类中毒的药物需具有抗胆碱能神经兴奋的作用,或具有恢复胆碱酯酶活性的能力,可选用胆碱酯酶复活药及 M 受体阻断药。

胆碱酯酶复活药结合体内游离的有机磷和磷酰化胆碱酯酶,前者生成磷酰化碘解磷定排出体外;后者裂解为磷酰化碘解磷定和胆碱酯酶,恢复胆碱酯酶的活性,水解堆积的 ACh;磷酰化碘解磷定最终经尿排出体外。胆碱酯酶复活药可明显减轻有机磷中毒的 N 样作用,但对 M 样作用无效,常用药物为氯解磷定或碘解磷定,有条件的实验室可对比观察两种解磷定的解救效果。阿托品通过阻断 M 受体,缓解 M 样中毒症状,但对 N 样中毒症状肌震颤无效。

【实验对象】

家兔,体重在 2 kg 左右,雌雄不限。

【实验器材与药品】

1. 实验器材 磅秤、10 mL 注射器 3 个、三角尺、干棉球、采血杯等。

2. 药品 5%敌百虫溶液、0.1%硫酸阿托品溶液、2.5%碘解磷定溶液、1%肝素等。

【实验方法与步骤】

1. 观察家兔一般情况 每组取家兔 2 只,分为甲兔、乙兔并称重(kg),观察其一般状况,如瞳孔、呼吸、唾液、大小便、活动情况及有无肌震颤等。

2. 复制家兔敌百虫中毒模型 在甲、乙两兔颈部分别皮下注射5%敌百虫溶液(剂量为3 mL/kg),当中毒症状出现后,分别观察上述指标变化并记录。

3. 解救 当中毒症状明显时(出现肌震颤),甲兔由耳缘静脉注射0.1%硫酸阿托品溶液(剂量为1 mL/kg),乙兔由耳缘静脉注射2.5%碘解磷定溶液(剂量为2 mL/kg),观察上述指标变化并记录。然后甲兔由耳缘静脉注射2.5%碘解磷定溶液(剂量为2 mL/kg),乙兔由耳缘静脉注射0.1%硫酸阿托品溶液(剂量为1 mL/kg),分别观察上述指标变化并记录。

4. 观察并记录实验结果 收集实验数据填入表10-11。

表 10-11 阿托品和碘解磷定解救有机磷酸酯类农药中毒

		一般情况	瞳孔/cm		唾液	大小便	呼吸/ (次/分)	肌震颤
			左	右				
甲兔	中毒前							
	中毒后							
	阿托品							
	PAM							
乙兔	中毒前							
	中毒后							
	PAM							
	阿托品							

【注意事项】

(1) 给家兔注射敌百虫溶液后15 min未出现中毒症状,可再补加注射量的1/2量。

(2) 敌百虫溶液可以经皮肤吸收,实验者手接触后应立即用自来水冲洗,切勿用肥皂,因其在碱性环境中可转变为毒性更大的敌敌畏。

(3) 应用阿托品解救敌百虫中毒效果不佳时,需要补加阿托品的剂量。

(4) 测量家兔瞳孔时,注意前后光线应保持一致。

【思考题】

(1) 家兔有机磷酸酯类农药中毒后应用阿托品和碘解磷定的解救效果有何不同?各自的解救原理分别是什么?

(2) 是否可单独选用其中一类药物进行解救?解救有机磷酸酯类农药中毒的原则是什么?

(张子英)

实验 31 不同给药途径对药物作用的影响

【实验目的与原理】

1. 目的 观察通过不同给药途径给予戊巴比妥钠、硫酸镁对小白鼠机体效应的影响。

2. 原理 给药途径不同可直接影响药物的起效时间和作用强度。药物起效的快慢与吸收成正比,起效顺序为静脉注射>吸入>腹腔注射>口服,而血药浓度与药效成正比。不同给药途径因吸收、分布方面存在差异,所以药物的作用强度和效应不同,可表现为量和质的差异。如硫酸镁口服导泻,而注射给药则可抑制中枢神经系统,松弛骨骼肌,具有镇静、抗痉挛和降低颅内压的作用。

【实验对象】

小白鼠 12 只,雌雄不限。

【实验器材与药品】

1. 实验器材 1 mL 注射器 2 个,灌胃针头 1 个,磅秤 1 台和 250 mL 烧杯 4 个等。

2. 药品 0.5%戊巴比妥钠溶液、10%硫酸镁溶液等。

【实验方法与步骤】

1. 通过不同给药途径给予戊巴比妥钠 取体重相近的小白鼠 6 只,分别称重,随机分为甲组、乙组、丙组(对照组)3 组,观察小鼠的正常活动、翻正反射及呼吸情况。分别采用腹腔注射和灌胃给药方式给予 0.5%戊巴比妥钠溶液(剂量为 0.1 mL/10 g),并设生理盐水对照组(丙组)同剂量灌胃,观察不同给药途径下小鼠的上述反应及恢复时间情况,记录并分析实验结果。

2. 通过不同给药途径给予硫酸镁 取体重相近的小白鼠 6 只,随机分为甲组、乙组、丙组(对照组)3 组。甲组小白鼠腹腔注射 10%硫酸镁溶液 0.6 mL;乙组小白鼠口服(灌胃)10%硫酸镁溶液 0.6 mL,并设生理盐水对照组(丙组)同剂量灌胃,观察不同给药途径给予硫酸镁对小鼠肌张力和排便的影响,记录并分析实验结果。

3. 观察并记录实验结果 收集实验数据填入表 10-12、10-13。

表 10-12　灌胃和腹腔注射 0.5%戊巴比妥钠溶液对小鼠翻正反射的影响

鼠号	药物	给药时间	翻正反射消失时间	翻正反射恢复时间	呼吸
对照组(灌胃)	生理盐水				
甲组(腹腔注射)	戊巴比妥钠				
乙组(灌胃)	戊巴比妥钠				

表 10-13　灌胃和腹腔注射给 10%硫酸镁溶液对肌张力和排便的影响

鼠号	药物	给药时间	给药前		给药后	
			肌张力	大便	肌张力	大便
对照组(灌胃)	生理盐水					
甲组(腹腔注射)	硫酸镁					
乙组(灌胃)	硫酸镁					

【注意事项】

(1) 灌胃时应将小鼠头后仰固定,紧贴上颚插入灌胃器,以防损伤食管或误入气管,导致小鼠死亡。

(2) 对照组给药剂量应等同于实验组。

【思考题】

一般情况下,给药途径不同,对药物的药效会产生什么影响?在哪些情况下可使药物的作用产生质的差异?

(张子英)

实验 32　pD_2 和 pA_2 的测定

【实验目的与原理】

1. 实验目的 学习观察不同浓度的乙酰胆碱和阿托品对家兔离体小肠平滑肌的影响;掌

握测定和计算 pA_2、pD_2 的方法；了解研究药物量效关系的实验方法。

2. 实验原理 药物特异性结合自身受体产生效应，药物与其受体结合的能力称为亲和力（affinity），常用亲和力指数（affinity index，pD_2）表示，pD_2 是产生 50% 最大效应（$E = 1/2E_{max}$）的药物物质的量浓度 $[D]$ 的负对数（$-\log[D]$），即 K_D 的负对数。K_D 指引起最大效应一半时所需的药物剂量，与亲和力成反比。pD_2 值越大，药物与受体的亲和力越高。根据亲和力和内在活性的不同，可将药物分为激动药、部分激动药和拮抗药。激动药（agonist）与受体既有亲和力又有内在活性；部分激动药（partial agonist）能结合受体但内在活性较弱；拮抗药（antagonist）与受体有亲和力，但无内在活性。根据拮抗药与受体结合是否可逆，将其分为竞争性拮抗药（competitive antagonist）和非竞争性拮抗药（noncompetitive antagonist）。竞争性拮抗药可使激动药的量效曲线平行右移，最大效应不变；非竞争性拮抗药结合牢固，既能降低激动药的亲和力也能降低最大效应。激动药在 2 倍浓度时所产生的效应恰好等于未加入拮抗药时激动药引起的效应，则所加入拮抗药物质的量浓度 $[A_2]$ 的负对数值为拮抗参数（antagonism parameter，pA_2），$pA_2 = -\log[A_2]$。pA_2 表示竞争性拮抗药拮抗作用强度的指标，pA_2 的值越大说明拮抗药的作用越强。乙酰胆碱（ACh）为上 Nm 受体的激动剂，使胃肠道平滑肌收缩；而阿托品能与 ACh 竞争性结合 Nm 受体，使胃肠道平滑肌松弛。pD_2 和 pA_2 的测定可以指导临床安全合理、高效地用药，也可以引导药学人员研究开发新药。

【实验对象】

家兔，重 2.0～2.5 kg，雌雄不限。

【实验器材与药品】

1. 实验器材 麦氏浴槽及恒温浴槽装置、张力换能器、磅秤、支架、铁架台、双凹夹、生物信号采集系统、气泵、培养皿、注射器、针头、铁棒、眼科镊子、剪刀、线和棉球等。

2. 药品 10^{-5}～10^{-1} mol/L 乙酰胆碱溶液、10^{-3} mol/L 阿托品溶液、台氏液等。

【实验方法与步骤】

1. 加热 将 20 mL 台氏液加入麦氏浴槽的中心管内，浴管外壁连接恒温浴槽装置，使台氏液维持在 37.5 ℃。

2. 取标本 取家兔一只，重击头部致死（建议半麻醉状态），剖开腹部，在空肠部位剪 10 cm 左右的肠段，用台氏液冲洗肠内容物，然后剪成数段（每段长约 2 cm），两端预留结扎线，游离于盛有 37.5 ℃ 台氏液的培养皿中备用。

（1）实验装置：将制成的标本固定于通气钩上，另一端连接张力换能器并接入生物信号采集系统，浴管内放入能淹没肠段的 20 mL 台氏液，调节气泵，释放氧气的速度以每秒释放 2 个气泡为宜。

（2）启动生物信号采集系统：适当地选择"张力"参数，调好基线，稳定标本 10 min 后开始记录，记录速度为 1～2.5 mm/min。当收缩曲线平稳时，记录空肠收缩曲线，制作累积量效曲线。

（3）浴池中加入乙酰胆碱溶液：随药液的依次加入，浴池中药物浓度不断提高。每加入一个剂量单位的药物后，约经数秒肠肌的收缩达高峰，应在高峰未下降前，迅速加入下一个剂量单位的药物。当反应达到前一剂量药物最大效应时，再递增剂量，效应不再增加，此时的效应为最大效应（表 10-14）。

表 10-14 累积剂量法加药顺序

累加次序	药液浓度/(mol/L)	药液体积/mL	终浓度/(mol/L)
1	10^{-5}	0.2	10^{-7}
2	10^{-5}	0.4	3×10^{-7}

累加次序	药液浓度/(mol/L)	药液体积/mL	终浓度/(mol/L)
3	10^{-4}	0.2	10^{-6}
4	10^{-4}	0.4	3×10^{-6}
5	10^{-3}	0.2	10^{-5}
6	10^{-3}	0.4	3×10^{-5}
7	10^{-2}	0.2	10^{-4}
8	10^{-2}	0.4	3×10^{-4}
9	10^{-1}	0.2	10^{-3}
10	10^{-1}	0.4	3×10^{-3}

（4）制作阿托品拮抗乙酰胆碱的量效曲线：放去浴池中的液体，用台氏液冲洗 3 次，以后每隔 5 min 冲洗一次，共冲洗 3 次，再加入台氏液至 20 mL。待收缩基线平稳后，加入阿托品 10^{-3} mol/L 0.2 mL，孵育 10 min，再按步骤（3）方法依次加入不同浓度的乙酰胆碱，便可得到有拮抗药时乙酰胆碱的累积量效曲线，此时拮抗药物质的量浓度的负对数即 pA_2。如未见激动药的量效曲线平行右移，可冲洗平衡后再给 10^{-2} mol/L 0.2 mL 的竞争性受体拮抗药，按步骤（3）方法依次加入不同浓度的乙酰胆碱，描记量效曲线，直到得到一条平行右移的乙酰胆碱的量效曲线。

（5）结果与计算：

①绘制累积量效曲线：以肠肌收缩幅度作为纵坐标，以乙酰胆碱对数浓度为横坐标，绘制量效曲线。药物的最大效应即曲线的高度（肠肌收缩最大幅度），计算各剂量的效应百分率。

②求得乙酰胆碱的 pD_2：从量效曲线上找到引起 50% 反应的点在横坐标上所对应的药物浓度，即为 pD_2。

③计算阿托品的 pA_2：根据式（10-1）求出 pA_2 值，其中 pAx 为拮抗药物质的量浓度的负对数值，X 为用拮抗药后与用拮抗药前产生 50% 最大效应时的物质的量浓度之比。

$$pA_2 = pAx + \log(X-1) \tag{10-1}$$

$$X = K_D后/K_D前 = 10^{-pD_2后}/10^{-pD_2前} \tag{10-2}$$

【注意事项】

（1）悬挂标本时，切忌过度牵拉肠肌。

（2）加药时不要直接冲击标本或悬挂线，将药液滴在管壁上。

（3）为正确地描记累积量效曲线，应在前一剂量药物的最大效应出现后立即加入下一剂量药物；以免累积效应在加药延迟后表现不出来。

（4）给不同浓度的药时需更换注射器，尤其是换用阿托品时一定要更换注射器。

（5）标本需垂直悬挂，不能接触管壁及通气管。

（6）pD_2 和 pA_2 的测定除了可以用图解法之外，还可用其他计算方法。

【思考题】

（1）测定量效曲线的意义是什么？

（2）量效曲线的类型有几种，从量效曲线上我们还可以得到哪些药理学指标？

（3）药物分为激动药和拮抗药的依据是什么？依据与受体结合的可逆性拮抗药可分为哪几种？

（张子英）

实验 33 胰岛素的降血糖作用、过量反应及其解救

【实验目的与原理】

1. 实验目的 观察小白鼠被给予过量胰岛素（insulin）所引起的低血糖效应及葡萄糖的救治效果。

2. 原理 胰岛素是由胰岛 β 细胞分泌的体内唯一降低血糖的激素。药用胰岛素多从猪、牛等家畜的胰腺中提取。目前也可以通过 DNA 重组技术人工合成胰岛素。胰岛素口服无效，通过注射给药，其中，胰岛素皮下注射吸收快。胰岛素通过促进骨骼肌和脂肪等周围末梢组织摄取葡萄糖，抑制肝葡萄糖的产生而降低血糖。其可促进脂肪合成，抑制脂肪分解，减少游离脂肪酸和酮体的生成；可促进氨基酸的转运和蛋白质的合成，抑制蛋白质分解；可促进钾离子进入细胞内，使血钾浓度降低。胰岛素最常见的不良反应是低血糖，多为胰岛素用量过大或未按时进食所致。严重的低糖血症，特别是复发的低糖血症，可能导致神经系统的损害。长期或严重的低糖血症发作可能危及生命，重症低糖血症者需及时静脉补充高渗葡萄糖溶液进行抢救。

【实验对象】

小白鼠 6 只，雌雄不限。

【实验器材与药品】

1. 实验器材 大烧杯、小鼠笼、镊子、1 mL 注射器、恒温水浴锅和天平等。

2. 药品 2 U/mL 胰岛素溶液、50% 葡萄糖溶液、生理盐水、酸性生理盐水等。

【实验方法与步骤】

1. 分组处理 小白鼠在实验前需饥饿 14～20 h，称重、编号，将小白鼠随机分为甲、乙、丙三组，每组 2 只。

2. 给予胰岛素 将甲、乙组小白鼠分别腹腔注射 2 U/mL 胰岛素溶液，剂量为 0.1 mL/10 g，丙组给予同等剂量的生理盐水，分别置于 37 ℃ 左右恒温水浴锅中的烧杯里，观察并比较三组小白鼠的神态、姿势及活动状况。

3. 解救 甲组小白鼠出现低血糖反应后立即腹腔注射 50% 葡萄糖溶液，剂量为 0.1 mL/10 g，观察实验现象；乙组小白鼠出现低血糖反应后立即腹腔注射与葡萄糖溶液等量的生理盐水；丙组小白鼠不给予任何处理。

4. 观察实验结果 将实验数据填入表 10-15。

表 10-15 胰岛素的降血糖作用、过量反应及其解救

分组	甲组	乙组	丙组
低血糖反应			
出现时间、持续时间			

【注意事项】

（1）实验前小白鼠一定要禁食，以免影响胰岛素效应。

（2）恒温水浴锅水温不宜过高，应保持在 37 ℃ 左右；水温太低易延缓低血糖反应，而水温太高易导致小白鼠因疼痛刺激难以观察到低血糖反应。

（3）低血糖反应以卧倒或抽搐为救治指征，需及时抢救。

（4）酸性生理盐水：将 10 mL 0.1 mol/L HCl 溶于 300 mL 的生理盐水中。用酸性生理盐水配制胰岛素溶液。

NOTE

【思考题】

胰岛素过量所致的低血糖反应有哪些临床表现？如何预防？

（张子英）

实验 34 糖皮质激素的抗炎作用

【实验目的与原理】

1. 实验目的 观察糖皮质激素对二甲苯所致小鼠耳肿胀的抗炎作用。

2. 原理 将二甲苯涂于小鼠耳部，可致小鼠局部组织释放某些炎症物质，造成其耳部急性渗出性炎性水肿。糖皮质激素可明显抑制各种致炎因素引起的炎症，能收缩急性炎症部位的血管，降低毛细血管的通透性，减轻炎症早期的渗出、充血、水肿和白细胞浸润，因此能缓解红、肿、热、痛等炎症症状；也能抑制慢性炎症或急性炎症后期肉芽组织的生成，减轻粘连和瘢痕。通过观察二甲苯致炎后小鼠耳片的外形，测定小鼠耳廓厚度和重量，判断糖皮质激素的抗炎作用。

【实验对象】

小鼠 6 只，雌雄不限。

【实验器材与药品】

1. 实验器材 小鼠笼、镊子、1 mL 注射器、电子天平（最小精确度 0.01 mg）、粗剪刀和螺旋测微尺等。

2. 药品 二甲苯、0.5%地塞米松、生理盐水等。

【实验方法与步骤】

1. 分组 取 6 只小鼠，随机分为 2 组。称重、编号，观察小鼠一般活动。

2. 给药 给实验组小鼠腹腔注射 0.5%地塞米松，剂量为 0.2 mL/10 g，对照组小鼠给等量生理盐水。

3. 致炎 30 min 后，将两组小鼠于左耳前后两面部均匀涂二甲苯 0.1 mL，记录时间。另一侧作对照。

4. 耳片 致炎 30 min 后，用螺旋测微尺测两耳的厚度，并观察耳部致炎部位；将小鼠颈椎脱臼处死，沿耳廓基线剪下两耳，称重，记录。

5. 计算 肿胀程度＝（左耳片重量－右耳片重量）/右耳片重量×100%。

6. 观察并记录实验结果，进行统计学检验 见表 10-16。

表 10-16 地塞米松对二甲苯所致小鼠耳肿胀的抗炎作用

	组内结果				全班实验结果			
	左耳重	左耳廓厚	右耳重	右耳廓厚	左耳重	左耳廓厚	右耳重	右耳廓厚
地塞米松实验组								
生理盐水对照组								

【注意事项】

（1）左右耳剪耳标准应一致。

（2）二甲苯不得用手直接涂抹，须用棉签蘸取。

【思考题】

糖皮质激素的抗炎机制及临床应用的注意事项是什么？

（张子英）

第十一章　药物毒理学实验

实验 35　小鼠解剖和药物急性毒性作用

【实验目的与原理】

1. 实验目的　掌握小鼠捉拿方法、腹腔注射方法、标记方法等基本操作；学习实验分组方法；掌握药物急性毒性观察指标和记录方法。

2. 原理　①局部麻醉药的毒性比较：丁卡因穿透力强，吸收过量可导致惊厥、死亡；普鲁卡因毒性小，在同等剂量下不产生惊厥。②脏器系数计算可反映药物急性毒性作用的靶器官。

【实验对象】

小鼠，18～22 g，雄性。

【实验器材与药品】

注射器、天平、鼠笼、1%普鲁卡因溶液、1%丁卡因溶液等。

【实验方法与步骤】

1. 给药　取小鼠 2 只，分别称重、标号，再腹腔注射下列药物：1 号小鼠注射 1%普鲁卡因溶液，剂量为 0.1 mL/10 g，2 号小鼠注射 1%丁卡因溶液，剂量、方法同上。

2. 观察　观察各小鼠的反应（呼吸、循环、CNS），并记录。小鼠惊厥表现为鼠尾变硬上翘、呼吸困难、抽搐等。

3. 计算脏器系数　解剖小鼠，计算脏器系数。脏器系数＝脏器重量/体重（g/g）。

【注意事项】

（1）实验前观察正常小鼠的状态。

（2）剖取小鼠脏器时，操作要小心，防止损伤脏器表面，影响计算脏器系数的准确性。

【思考题】

（1）局部麻醉药的作用机制是什么？

（2）普鲁卡因与丁卡因的作用机制有何不同？

（邱相君）

实验 36　链霉素的毒性反应及解救

【实验目的与原理】

1. 实验目的　观察链霉素阻断神经肌肉接头的毒性作用；掌握钙离子对链霉素肌毒性的对抗作用；学习豚鼠的捉拿、注射方法。

2. 原理　大剂量氨基糖苷类抗生素通过抑制突触前乙酰胆碱（ACh）的释放并阻断突触后受体（ACh-R），产生非去极化型神经肌肉阻滞作用，表现为急性肌肉麻痹；这一作用与氨基

NOTE

糖苷类抗生素与突触前膜"钙结合部位"结合有关,使 Ca^{2+} 浓度下降,阻止 ACh 释放,故可用钙剂或新斯的明治疗,拮抗此毒性反应。

【实验对象】

豚鼠,重 150～250 g。

【实验器材与药品】

注射器、天平、鼠笼、30％链霉素溶液、10％氯化钙溶液等。

【实验方法与步骤】

1. 给药 取豚鼠 1 只,称重,观察。按 0.2 mL/100 g 的剂量给豚鼠肌内注射 30％链霉素溶液。

2. 观察 10 min 后,观察豚鼠的中毒症状;当中毒症状明显时注射 10％氯化钙溶液进行解救。

【注意事项】

(1) 实验前观察正常豚鼠的状态。

(2) 选择豚鼠后肢进行肌内注射,注射器针头避免穿刺太深,以免伤及骨骼。

【思考题】

(1) 链霉素的中毒机制是什么?

(2) 氨基糖苷类药物的不良反应有哪些?

(邱相君)

实验 37　乙醇对中枢神经系统及消化道的毒性作用

【实验目的与原理】

1. 实验目的　掌握乙醇对机体的毒性作用;熟悉小鼠灌胃的基本方法;了解中枢神经系统及消化道的毒性作用的观察指标。

2. 原理

(1) 肝脏毒性:机体摄入乙醇后,在乙醇脱氢酶的催化作用下乙醇大量脱氢氧化,使三羧酸循环发生障碍,导致脂肪代谢受到影响,而使脂肪在肝内沉积。同时乙醇激活氧分子,产生氧自由基导致肝细胞膜的脂质过氧化损伤。乙醇及代谢产物丙二醛能够通过增加还原性烟酰胺腺嘌呤二核苷酸、羟自由基、黄嘌呤氧化酶活性等引发脂质过氧化反应,破坏氧化与抗氧化之间的动态平衡,致使肝细胞凋亡。

(2) 消化道毒性:直接刺激性损伤、胃炎、糜烂、坏死、出血。

(3) 中枢神经系统毒性:乙醇是一种脂溶性、亲神经物质,对人的大脑有直接神经毒性作用,可使血脑屏障通透性增加致使中枢神经严重损害,对中枢神经系统有抑制作用,当乙醇进入人神经细胞膜类脂层时,就开始产生破坏作用,使细胞脱水、变性、坏死、缺失,神经细胞体萎缩、树突减少,从而导致大脑萎缩。长期大量饮酒可导致痴呆,虽然其病理机制还不十分清楚,但多项研究表明,主要就是由乙醇神经毒性作用和硫胺缺乏导致。乙醇神经毒性作用和硫胺缺乏均可以减弱神经元活动,干扰神经递质的合成、释放和再摄取。两者还可以导致基底节神经核损伤,使某些神经递质合成减少,如乙酰胆碱和去甲肾上腺素等。慢性乙醇中毒性精神障碍患者的记忆障碍可能与乙酰胆碱的减少有关。当乙酰胆碱明显减少时,还会发展成痴呆。

【实验对象】

健康小鼠,重 25～30 g。

【实验器材与药品】

50％乙醇、生理盐水、1％苦味酸溶液、棉签、鼠笼、小鼠灌胃器、1 mL注射器、托盘天平、放大镜等。

【实验方法与步骤】

每组2只小鼠。称体重,标记并且记录小鼠重量,观察其活动状态、翻正反射;2只小鼠分别用50％乙醇和生理盐水(剂量为0.2 mL/10 g)灌胃,观察30 min内小鼠的反应(活动、精神状态、步态、呼吸快慢、口唇颜色等),记录小鼠翻正反射消失的时间和死亡时间。

【注意事项】

(1) 对小鼠进行灌胃时,动作应轻柔。

(2) 避免灌胃器插入气管内。

【思考题】

(1) 简述乙醇在体内的代谢过程。

(2) 简述乙醇的神经毒性机制。

(邱相君)

实验38 小鼠精子畸形的诱导

【实验目的与原理】

1. 实验目的 熟悉精子畸形的概念及类型,精子畸形实验的实验设计、实验检测的遗传学重点;学习和掌握小鼠精子畸形实验的基本方法、步骤,正常精子及畸形精子的镜下观察;了解精子畸形实验数据整理、分析方法及结果的评价。

2. 原理 精子的畸形主要是指精子形态的异常改变,大、小鼠精子畸形受基因控制,具有高度遗传性,许多常染色体及X、Y染色体基因直接或间接地决定精子形态。因此精子形态的改变提示有关基因及其蛋白质产物的改变。大、小鼠精子畸形实验可检测受试物对于精子生成、发育的影响,而且对已知的生殖细胞致突变物有高度敏感性,故精子畸形实验可用作检测受试物在体内对生殖细胞的致突变作用。

【实验对象】

雄性小鼠,重25～30 g。

【实验器材与药品】

1. 实验器材 棉签、鼠笼、小鼠灌胃器、1 mL注射器、托盘天平、显微镜、载玻片、盖玻片、眼科剪、手术剪、眼科镊子、擦镜纸等。

2. 药品 0.2％环磷酰胺注射剂、1％苦味酸溶液、生理盐水、甲醇、伊红染料等。

【实验方法与步骤】

1. 动物给药 取小鼠2只。称体重,标记并且记录小鼠重量。腹腔注射0.2％环磷酰胺溶液,剂量为20 mg/kg,每天1次,连续5天,进行染毒。

2. 制片 颈椎脱臼处死小鼠,取出双侧附睾,将附睾放入1 mL生理盐水中。用眼科剪将附睾纵向剪1～2下,静止3～5 min,轻轻摇动。用4层擦镜纸滤除组织碎片,吸取此精子悬液滴于清洁载玻片一端,均匀推片,待载玻片晾干后,用甲醇固定5 min以上,自然晾干。用1％～2％伊红染料染色1 h,用水轻冲,干燥。

3. 阅片 在低倍镜下找到背景清晰、精子重叠较少的区域,然后用油镜计数。每只小鼠为一观察单位,用盲法在高倍镜下观察500个精子的形态,以计算精子畸形率。其中有头无尾

（轮廓不清）、头部与其他精子或碎片重叠及人为剪碎的精子均不计算。

4. 判断准确 精子畸形也叫畸形精子,是指头、体、尾的形态变异。头部精子畸形有巨大头、无定形、双头精子等;体部精子畸形有体部粗大、折裂、不完整精子等;尾部精子畸形有卷尾、双尾、缺尾精子等。

5. 精子畸形率 计算精子畸形率,并进行对比(生理盐水组和环磷酰胺组)。

$$精子畸形率 = \frac{畸形数}{500} \times 100\%$$

【注意事项】

(1) 对小鼠进行腹腔注射时,应避免伤及内脏。

(2) 进行精子计数时,须正确判断畸形精子的形态。

【思考题】

(1) 简述环磷酰胺的生殖毒性机制。

(2) 简述精子畸形的类型。

（邱相君）

实验 39　视敏度、视野、盲点的测定

一、视敏度的测定

【实验目的与原理】

1. 实验目的　掌握视力表测定视敏度（视力）的原理和方法。

2. 原理　视敏度是指眼分辨物体细微结构的能力，以能分辨空间两点的最小距离为衡量标准。这两个点的光线射入眼时，在节点交叉所成的角度称为视角。视敏度测定就是测定所需要的最小视角。临床规定，当视角为 1 分角时，能分辨两个可视光点或看清细致图像即为正常视力。视力表就是根据视角原理制成的。常用的"国际标准视力表"由大小不同的 E 字排成 12 行，字体自上而下逐渐缩小。当受检者在远离视力表 5 m 的距离上注视该表第 10 行字时，该行的每个 E 字缺口的两个光点到达眼球恰好形成 1 分视角（图 12-1），此缺口在视网膜像中的距离约 5μm，若单眼能够分辨清楚则该单眼为正常视力，并规定其视力为 1.0。

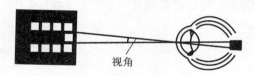

图 12-1　视敏度测定示意图

目前我国规定视力测定采用对数视力表，若采用对数视力表（5 分记录）记录该视力（1 分角），应记为 5.0。若受检查须站在距离表 2.5 m 处才能辨认第 10 行字，根据公式：

$$受检者视力 = \frac{受检者辨认某字的最远距离}{正常视力辨认该字的最远距离} \tag{12-1}$$

计算可得，其视力为 2.5/5 = 0.5（低于正常视力）。测定视敏度可了解眼球屈光系统和视网膜的功能。

【实验对象】

人。

【实验器材与药品】

视力表（5 m 远用）、遮眼板、指示棒、米尺等。

【实验方法与步骤】

（1）将视力表挂在光线充足而均匀的地方，使视力表第 10 行字与受检者的眼同高。

（2）受检者站立或坐在离视力表 5 m 处，检查时两眼须分别进行。用遮眼板遮住一眼，另一眼看视力表，检查者用指示棒从表的上方开始，逐行让受检者识别，受检者能辨认的最小的字行旁所标注的数字即为该眼的视力。以同样的方法，确定另一只眼的视力。

（3）若受检者对最上一行字也不能辨认清楚，则须令其向前移动，直至受检者能辨清最上

一行字为止,并按上述公式推算视力。

【注意事项】

(1) 视力表表面须清洁平整。

(2) 检查视力时应注意照明条件的相对恒定,照明条件和光亮对比度均可影响视敏度的测定。

(3) 测定过程中,必须避免由侧方射来的较强光线的干扰。

(4) 两眼视力须分别测定,用遮眼板(不可用手遮挡)先将一眼遮住,测完后再用同样方法测定另一只眼。

(5) 视力表与受检者的距离必须正确,固定为 5 m。如室内距离不够 5 m 长时,则在 2.5 m 处放置一平面镜来反射视力表。此时最小一行标记应稍高过受检者头顶。

【思考题】

(1) 测定视力时,当距离不变,视力与所能看清的最小字或图形的大小有什么关系?

(2) 为何测定视敏度时,视力表第10行字应与受检者的眼同高?

(3) 如何计算视力?

(4) 近视眼是如何形成的?

二、视野测定

【实验目的与原理】

1. 实验目的　学习视野计的使用方法,测定正常人白、红、黄或蓝、绿各色视野。

2. 原理　视野是指单眼固定注视正前方一点时所能看到的空间范围。正常人的视野范围由于鼻和额部的阻挡,在鼻侧和上方较窄,颞侧与下方较宽。在相同亮度下,白色视野最大,黄蓝色视野次之,再为红色视野,绿色视野最小。测定视野有助于对视网膜、视觉传导通路及视觉中枢病变的诊断。

【实验对象】

人。

【实验器材和药品】

视野计、各色(白、红、黄或蓝、绿)视标、视野图纸、铅笔、遮眼板等。

【实验方法与步骤】

(1) 观察视野计的结构并熟悉它的使用方法。视野计的样式较多,最常用的是弧形视野计(图 12-2)。它是一个安装在支架上的半圆弧形金属板,可绕水平轴旋转 360°。圆弧内面的中央有一圆形小镜或白圆点,圆弧外面有刻度,表示由白圆点射向视网膜周边的光线与视轴之间的夹角,视野界限即以此角度表示。在圆弧对面的支架上附有可上下移动的托颌架,托颌架的上方附有眼眶托。此外,视野计附有各色视标,供测定各种颜色的视野时使用。

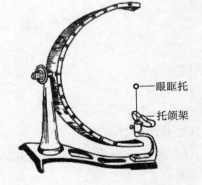

图 12-2　视野计示意图

(2) 在明亮的光线下,受检者下颌放在托颌架上,眼眶下缘靠在眼眶托上,调整托架的高度,使眼与弧架的中心点在同一水平线上,用遮眼板遮住一眼,另一只眼凝视弧架中央的白圆点(小圆镜)进行测试。

(3) 检查者从周边向中央缓慢移动紧贴弧架的白色视标,直至受检者能刚看到为止,记下此时视标所在部位的弧架上所标的度数。退回视标,重复测试 1 次,待得出一致结果后,将结果标在视野图纸的相应经纬度坐标上。

(4)将弧架转动 45°,重复上述操作 1 次。共操作 4 次,得出 8 个点。将视野图上 8 个点依次相连,便得出白色视野的范围(图 12-3)。

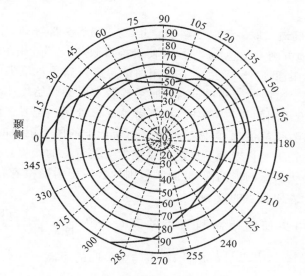

图 12-3　左眼视野示意图

(5)按上述方法分别测出该眼的红色视野、黄或蓝色视野、绿色视野。

(6)同法测出另一眼的视野。

【注意事项】

(1)受检者眼应与弧架位于同一水平,被试眼应始终凝视弧架中心小圆镜或白圆点。

(2)测试时视标移动速度要缓慢。

(3)测白色视野时,只要求受检者能看见白色的影子,而测红色视野、黄或蓝色视野、绿色视野时,则必须要能分清其为何种颜色为止。

(4)测红色视野、黄或蓝色视野、绿色视野时,预先不能让受检者看见视标的颜色。

(5)实验过程中,可让受检者适当休息,以避免眼睛疲劳而影响实验结果。

【思考题】

(1)什么是视野?

(2)测定视野有什么诊断意义?

(3)为什么测定视野要在光线适宜的条件下进行?

(4)分析颞侧、鼻侧,上、下视野范围及颜色视野与无色视野的差异,并说明原因。

三、盲点测定

【实验目的与原理】

1. 实验目的　学习盲点测定的方法,证明盲点的存在,并测定其大小。

2. 原理　视网膜的感光细胞分为视锥细胞和视杆细胞。而由神经节细胞发出的神经轴突先在视网膜表面集合成一整束,然后穿透视网膜外层,在视网膜内表面形成视神经乳头,此处没有视锥细胞和视杆细胞,物体成像于此处时不能产生视觉,故称为生理盲点。由于盲点的存在,视野中也必然存在盲点的投射区域。但正常情况下用两眼看物,一侧盲点可以被对侧视觉补偿而不被察觉。根据物体成像规律,通过测定盲点投射区域的位置和范围,再依据相似三角形各对应边成比例的定理计算出视网膜盲点所在的位置和范围。

【实验对象】

人。

【实验器材与药品】

白纸、铅笔、米尺、遮眼板等。

【实验方法与步骤】

1. 测定盲点投射区域 取一张白纸贴于墙上,与受检者头部等高,让受检者站立于纸前。在白纸与右眼相平的地方画一黑色"＋"号,并使受检者眼与"＋"号相距 50 cm。请受检者用遮眼板遮住左眼,用右眼注视"＋"号。检查者用白纸包裹仅露黑色笔尖的铅笔自"＋"号处沿水平线慢慢地向右侧(受试眼的颞侧视野)移动(受检者右眼必须始终注视"＋"号不动),当笔尖移动到受检者刚好看不到的某一距离时,检查者就在该处做一记号。然后将笔尖继续向右慢慢移动,当受检者又看见笔尖时,再做一记号。由所记下的两个记号的中点起,沿各个方向移动黑色视标,找出并记下受检者看不见笔尖和笔尖又被看见的交界点。将所记下的各点依次连接起来,形成一个大致呈圆形的圈,此圈所包围的区域即为受检者右眼盲点的投射区域。以同样的方法,可测出左眼盲点的投射区域。

2. 计算盲点与中央凹的距离和盲点的直径 因 $\dfrac{\text{盲点与中央凹的距离}}{\text{盲点投射区域至"＋"的距离}}=$

$\dfrac{\text{节点与视网膜的距离(以 15 mm 计)}}{\text{节点到白纸的距离(500 mm)}}$,因此,盲点与中央凹的距离＝盲点投射区域至"＋"的距

离 $\times\dfrac{15}{500}$。又因,$\dfrac{\text{盲点的直径}}{\text{盲点投射区域的直径}}=\dfrac{\text{节点与视网膜的距离(以 15 mm 计)}}{\text{节点到白纸的距离(500 mm)}}$,所以,盲点的直

径＝盲点投射区域的直径 $\times\dfrac{15}{500}$。

盲点与中央凹的距离和盲点的直径示意图如图 12-4 所示。

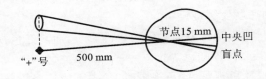

图 12-4 盲点与中央凹的距离和盲点的直径示意图

【参考值】

(1) 生理性盲点呈椭圆形,垂直径为(7.5±2)cm,横直径为(5.5±2)cm。

(2) 生理性盲点在注视中心外侧 15.5 cm,在水平线下 1.5 cm 位置。

【注意事项】

(1) 眼睛与白纸处"＋"号距离必须为 50 cm。

(2) 受检者应单眼注视"＋"号不动。

【思考题】

(1) 生理盲点是怎样形成的?

(2) 测定和计算生理盲点的原理是什么?

(3) 实验证明两眼都存在盲点,为什么平时我们注视物体时没有发现盲点的存在?

(4) 怎样确保盲点测定的准确性?

实验 40　人体听力检查和声音的传导途径

【实验目的与原理】

1. 实验目的　学习听力检查的方法,比较气传导和骨传导两条途径的特征,进而了解和掌握临床上常用的鉴别传导性耳聋和神经性耳聋的实验方法与原理。

2. 原理　声音是通过气传导和骨传导两条途径传入内耳的。声波经外耳道引起鼓膜振动,再经听骨链和卵圆窗膜进入耳蜗,称为气传导,这是声音传导的主要途径。声波也可经颅骨、耳蜗骨壁传入内耳,称为骨传导。在正常情况下,骨传导的效果比气传导的效果差。当鼓膜或中耳病变引起气传导途径发生障碍时,声波经骨传导传入内耳引起听觉,这时骨传导则胜于气传导。若耳的感音部分或听神经、听觉中枢发生障碍,则气传导和骨传导将同样受损。因此,可通过检查气传导和骨传导受损的情况来判断听觉异常产生的部位和原因。

【实验对象】

人。

【实验器材与药品】

音叉(频率为每秒 256 次或 512 次)、棉球、橡皮锤、秒表、直尺等。

【实验方法与步骤】

1. 比较同侧耳的气传导和骨传导(Rinne 试验)

(1) 室内保持安静,受检者闭目静坐。检查者用橡皮锤敲击音叉臂的上 1/3 处,立即将振动的音叉柄置于受检者一侧颞骨乳突处,并使音叉支向后倾斜,此时受检者通过骨传导可听到音叉振动的响声,且响声随着时间的延续而逐渐减弱,最后听不到。

(2) 在受检者刚刚听不到音叉响声时立即将音叉移至其同侧外耳道口外侧 1 cm 处,又可听到响声;反之,先置音叉于外耳道口,当刚听不到响声时再将音叉柄置于颞骨乳突部,受检者仍听不到声音。这表明正常人气传导时间比骨传导时间长,临床上将此称为 Rinne 试验阳性。

(3) 用棉球塞住受检者同侧外耳道(相当于气传导障碍),重复上述实验,则气传导时间缩短,等于或者短于骨传导时间,临床上将此称为 Rinne 试验阴性。

2. 比较两耳骨传导(Weber 试验)

(1) 检查者将正在振动的音叉柄置于受检者前额正中发际处,令其比较两耳的声音强度。正常人两耳所感到的声音强度相同。若觉声响偏向一侧,表明两耳骨传导有差异。

(2) 用棉球塞住受检者一侧外耳道(相当于空气传导途径障碍,模拟传导性耳聋),重复上述实验,受检者听到声音偏向患侧。若是神经性耳聋,则受检者听到声音偏向健侧。

【注意事项】

(1) 振动音叉时不要用力过猛,切忌在坚硬物体上敲打以免损坏音叉。

(2) 将音叉移至外耳道口时,应使音叉振动方向正对外耳道口,并注意避免音叉支触及耳廓或头发。

【思考题】

(1) 何谓气传导? 何谓骨传导? 试比较气传导和骨传导的异同。

(2) 如何用 Rinne 试验和 Weber 试验鉴别传导性耳聋和神经性耳聋?

(3) 如何使用音叉检查听力?

(4) 当鼓膜受损时,两种声音传导途径分别会发生什么变化? 当患有中耳炎时两种声音传导途径又如何变化?

NOTE

实验 41 人体动脉血压的测定及运动、体位对血压的影响

【实验目的与原理】

1. 实验目的 学习间接测定人体动脉血压的原理与方法;测定人体肱动脉的收缩压与舒张压的正常值并观察运动、体位对人体血压的影响。

2. 原理 动脉血压是指动脉内流动的血液对动脉壁的侧压力,单位为 Pa、kPa 或 mmHg(1 mmHg=0.133 kPa)。由于心脏射血是间断的,因此动脉血压有收缩压和舒张压。在心室收缩时主动脉压急剧升高,在收缩期的中期达到最高值,此时的动脉血压为收缩压。心室舒张时,主动脉压下降,在心室舒张末期动脉血压的最低值为舒张压。测定人体血压最常用的方法是间接测压法,测量的部位通常为上臂肱动脉,其原理是将空气打入血压计的袖带,从外表压迫动脉,听取血液流过血管所发出声音有变化时所对应的压力,来测定被压迫动脉的收缩压和舒张压。通常血液在血管内流动时没有声音,如果血流经过血管狭窄处形成涡流,即可发生声音。当用橡皮球将空气打入束缚于上臂肱动脉处的袖带内使其压力超过收缩压时,完全阻断了肱动脉内的血流,此时按压于肱动脉远端的听诊器胸件听不到任何声音,也不能触及肱动脉的搏动。如徐徐放气降低袖带内压,当袖带内压力略低于肱动脉的收缩压而高于舒张压时,血液突入被压迫阻塞的血管段,形成湍流撞击血管壁,听到的第一次声响时的血压计汞柱读数为收缩压。继续放气,在血液间断性地通过肱动脉受压区的过程中一直能听到声音,当袖带内的压力降到等于或略低于舒张压时,血流完全恢复正常,因不能形成湍流,使听诊音突然变弱或消失,此时袖带内的压力即为舒张压。

机体在运动、体位改变时,可通过神经和体液调节,使循环功能发生一系列适应性变化而改变人体的收缩压和舒张压。

【实验对象】

人。

【实验器材与药品】

听诊器、血压计。

【实验方法与步骤】

1. 熟悉血压计的结构 血压计有两种,即汞柱式血压计和表式血压计。它们都是由三个部分组成:橡皮袖带、检压计以及用于加压的橡皮球。表式血压计便于携带,但容易出错,所以经常需要使用汞柱式血压计校准。因此通常把汞柱式血压计作为标准血压计,检压计是一个标有 0～40 kPa(0～300 mmHg)刻度的玻璃管,上端与大气相通,下端和水银储槽相通。用时要查看 0 刻度是否因汞漏而有变动。

袖带借橡皮管分别和检压计的水银储槽及橡皮球相通。袖带宽度不同,血压的测定值也有差异。一般规定袖带的幅宽必须比测定部位的直径大 20%。

橡皮球是一个带有螺旋阀的球形橡皮类物体,供充气或放气使用。

2. 测量动脉血压的方法

(1) 听诊法(图 12-5)。

①让受检者脱去一侧衣袖,静坐 5 min。

②放开橡皮球的螺旋阀,将袖带展平去除袖带内残留气体后,将螺旋阀旋紧。开启水银槽开关。

③让受检者前臂伸直平放于桌面上,掌心向上,上臂中段与心脏处于同一水平,将袖带缠绕在上臂,使袖带下缘位于肘关节上 2～3 cm,松紧适宜,以能伸进两个手指为宜。

④戴好听诊器,务必使耳器的弯曲方向与外耳道一致。

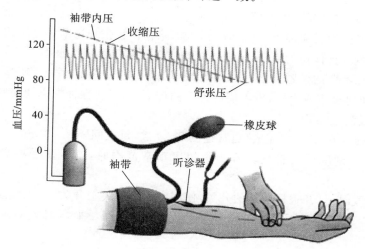

图 12-5 Korotkoff 音听诊法间接测量肱动脉血压的示意图

⑤在肘窝内侧触及肱动脉搏动后,将听诊器胸件放置于此,并轻轻按压,使之与肘窝密切接触。

⑥测量收缩压:一手轻压听诊器胸件,一手紧握橡皮球向袖带内充气,待检压计中汞柱上升至听不到脉搏音后继续打气使水银柱再上升 20~40 mmHg,一般达 180 mmHg 左右,而后慢慢松开橡皮球螺旋阀,使袖带内气体缓慢排出,引起检压计汞柱缓慢下降,以上操作进行的同时,仔细听动脉音,当突然听到"崩崩"样的第一声脉搏音,此时检压计上的汞柱刻度即代表收缩压。

⑦测量舒张压:继续缓慢放气,这时声音发生一系列变化,先由弱到强,而后又由强变弱,最后完全消失。通常声音突然由强变弱时,检压计上的汞柱刻度即为舒张压。但也有以声音消失对应的汞柱刻度作为舒张压的,但少数人在检压计刻度下降至 0 刻度时仍然可以听到声音。可同时记录这两个读数。

(2)触诊法操作与前述听诊法基本相同,首先将手指按压在桡动脉搏动处,而后用橡皮球往袖带内充气,直至桡动脉搏动消失为止。再缓缓放气,开始出现桡动脉搏动时,对应的汞柱刻度即为收缩压。但触诊法难以测定舒张压。

3. 实验观察

(1)测定受检者安静坐位状态下的心率、血压。

(2)观察运动对血压和脉搏的影响。

①受检者在安静环境中静坐,不讲话,也不要注意操作过程及汞柱的波动,每隔 2 min 测量 1 次血压、脉搏,直至测量数据连续 3 次稳定(血压波动小于 4 mmHg、脉搏波动小于 2 次/分),取最后 3 次数据,分别算出血压和脉搏的平均值。

②受检者两手叉腰,按照节拍器节律,2 min 内连续进行下蹲起立运动 50 次(每次下蹲膝关节须成 90°角)。运动完毕立即测定血压、心率,然后每 2 min 测量 1 次,直到恢复到安静时的水平为止。

(3)观察体位变化对血压和脉搏的影响。

①让受检者安静平躺 10~30 min,每隔 1 min 测定其血压和脉搏数,直到稳定为止。

②受检者下床站立于地上,起立后 1 min 内,每隔 30 s 测定其血压和脉搏数,以后每隔 1 min 测定其血压和脉搏数直至起立后 10 min 为止。

NOTE

【注意事项】

（1）室内必须保持安静，以方便听诊。

（2）测血压前受检者应静坐 5～10 min，以消除精神紧张和运动对血压的影响。

（3）无论测量哪种体位的血压，上臂位置均应与心脏保持同一水平。

（4）袖带缠在上臂的松紧要适宜，袖带下缘位于肘关节上 2～3 cm。听诊器胸件放在肱动脉搏动处，不能压得过重或太松，更不能放置于袖带下方，以防在袖带束缚松紧适宜后，额外给肱动脉施压，造成测量误差。

（5）每次测压应在 30 s 内完成，通常连测 2～3 次，每次间隔 2～3 min。重复测定时检压计压力应下降到 0 刻度后再打气。若测压超出正常范围时，应该让受检者休息 10 min 后再测。

（6）开始充气时，打开汞柱底部的开关，使用完毕后应关上开关，以免汞溢出。

（7）左右肱动脉压常有 5～10 mmHg 的差异，所以测量血压时要固定一侧，不能随意变动。

【思考题】

（1）测量血压时，为什么听诊器胸件不能压在袖带下方？

（2）根据你的操作，你认为哪些因素可以影响血压的测量？

（3）为什么不能在短时间内反复多次测量血压？

（4）为什么听诊法和触诊法所测的动脉收缩压有差别？

（5）运动前后血压有何不同？其机制如何？

实验 42 心音听诊

【实验目的与原理】

1. 实验目的 学习心音听诊方法，了解正常心音的特点及产生原因，为临床心音听诊奠定基础。

2. 原理 心音是在心动周期中由于心肌的收缩、瓣膜的启闭及血液流动速度改变形成的涡流和血液撞击心室壁及大动脉壁产生的振动而形成的，并可通过周围组织传至胸壁。将听诊器放在受检者心前区的胸壁上即可听到心音。

【实验对象】

人。

【器材与药品】

听诊器。

【实验方法与步骤】

1. 确定听诊部位

（1）受检者解开上衣，面对亮处坐好，检查者坐在受检者对面。

（2）检查者用手触摸受检者心尖搏动的部位和范围。

（3）参照图 12-6 确定各听诊部位。

①二尖瓣听诊区：左第五肋间锁骨中线稍内侧（心尖部）。

②三尖瓣听诊区：胸骨右缘第四肋间或胸骨剑突下。

③主动脉瓣听诊区：胸骨右缘第二肋间为主动脉瓣第一听诊区，胸骨左缘第三肋间为主动脉瓣第二听诊区。

④肺动脉瓣听诊区：胸骨左缘第二肋间。

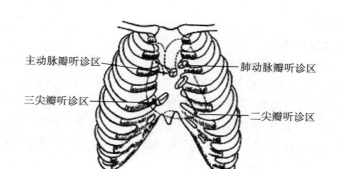

图 12-6 心音听诊部位示意图

2. 听心音

（1）检查者戴好听诊器,以右手拇指、食指和中指轻持听诊器胸件,使其紧贴于受检者胸部皮肤上,参照图 12-6 确定各听诊部位。听诊顺序为:二尖瓣听诊区→主动脉瓣听诊区→肺动脉瓣听诊区→三尖瓣听诊区。在心前区胸壁上的任何部位都可以听到两个心音。

（2）边听心音,边用手指触诊心尖搏动或颈动脉搏动。根据两个心音的性质(音调高低及持续时间长短)、间隔时间以及与心尖搏动的关系等,仔细区分第一心音与第二心音。结合两心音的产生时刻,思考两心音的产生机制。

（3）比较在不同的听诊部位上两心音的声音强弱。

【注意事项】

（1）保持室内安静。如果呼吸音干扰听诊时,可嘱咐受检者屏住呼吸。

（2）听诊器的耳器方向应与外耳道一致(向前)。听诊器的胸件按压力度须适宜。胶管勿与它物摩擦,以免产生杂音影响听诊结果。

【思考题】

（1）各心音听诊区是否与各个瓣膜的解剖位置相对应? 为什么?

（2）如何区分第一心音和第二心音?

实验 43 人体心电图描记

【实验目的与原理】

1. 实验目的 学习人体心电图的描记方法,辨认正常心电图的波形,了解正常心电图波形的意义,学习心电图波形的测量分析方法。

2. 原理 在正常机体,由窦房结发出的兴奋沿着一定的途径,经特殊传导系统传向心房、心室,引起整个心脏兴奋,完成心脏推动血液流动的功能。心脏在兴奋产生和传导过程中出现的生物电活动,通过心脏周围的具有导电作用的组织和体液传至体表。如果将引导电极置于体表一定部位,可以记录出心脏兴奋过程中所发生的综合电变化图形即为心电图。心电图可反映心脏兴奋的产生、传导和兴奋恢复过程中的生物电变化。故通过分析心电图可判断心搏频率、节律,心脏的兴奋起源和兴奋传导有无异常。

【实验对象】

人。

【实验器材与药品】

1. 实验器材 心电图机、分规、放大镜、3%的生理盐水棉球等。

2. 药品 电极糊(导电膏)等。

NOTE

【实验方法与步骤】

1. 心电图记录的操作步骤

(1) 接通心电图机的电源线、地线。打开心电图机电源开关,使其预热 3~5 min。

(2) 连接导联线。让受检者静卧于检查床上,放松全身肌肉。根据检查需要连接好引导电极。为确保引导电极导电良好,可在引导电极安放位置处涂抹少许电极糊。在手腕、足踝和胸前安放好引导电极。四肢引导电极连接顺序为右臂—红色、左臂—黄色、左腿—绿色、右腿—黑色;胸部引导电极连接顺序 V_1~V_6 依次为红、黄、绿、棕、黑、紫。胸前引导电极安放部位如图 12-7 所示。

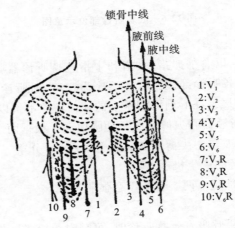

图 12-7　胸导联安放位置

注:V_1:胸骨右缘第四肋间隙;V_2:胸骨左缘第四肋间隙;V_3:V_2 与 V_4 的中点;V_4:左第五肋间隙锁骨中线处;
V_5:左腋前线与 V_4 同一平面;V_6:左腋中线与 V_4 同一平面。

(3) 调节时间及波幅。①时间:心电图纸的走速由心电图机固定转速的马达所控制,一般走速分为 25 mm/s 和 50 mm/s 两种,常用的是 25 mm/s,这时心电图纸上横坐标的每一小格(1 mm)代表 0.04 s。若心率过快,可选择用 50 mm/s 的走速,此时心电图纸上横坐标的每一小格(1 mm)代表 0.02 s。②波幅:当 1 mV 的标准电压使基线上移 10 mm 时,纵坐标每一小格(1 mm)代表 0.1 mV。测量波幅时,凡向上的波形,其波幅应从基线的上缘测量至波峰的峰点;凡向下的波形,其波幅应从基线的下缘测量至波谷的底点。

(4) 依次记录 Ⅰ、Ⅱ、Ⅲ、V_1、V_2、V_3、V_4、V_5、V_6 等导联的心电图。

(5) 记录完毕后关闭电源。取下测量电极,撕下心电图纸进行图形的测量和分析。

2. 图形的测量　在心电图纸上辨认 P 波、QRS 波群、T 波、P-R 间期、Q-T 间期、S-T 波等,并进行下列项目的分析。

(1) 心率的测定:测量相邻的两个心动周期中的 P 波与 P 波的间隔时间或 R 波与 R 波的间隔时间,按下列公式进行计算,求出心率。如心动周期之间的时间间距显著不等时,可将 5 个心动周期的 P-P 间期的时间或 R-R 间期的时间加以平均,取得平均值,代入下列公式。

$$心率(次/分)=\frac{60}{\text{P-P 或 R-R 间期时间(s)}}$$

(2) 心律的分析:心律的分析包括主导节律的判定、心律是否规则整齐、有无期前收缩或异位节律出现。

窦性心律的心电图表现是 P 波在 Ⅱ 导联中直立,aVR 导联中倒置;P-R 间期在 0.12 s 以上。如果心电图中最大的 P-P 间期和最小的 P-P 间期时间相差在 0.12 s 以上,称为窦性心律不规整或窦性心律不齐。成年人正常窦性心律的心率为 51~100 次/分。

（3）心电图各波段的分析：按图 12-8 所示，测量Ⅱ导联中 P 波、QRS 波群、T 波的时间和电压，并测定 P-R 间期和 Q-T 间期的时间（各波段的正常值见表）。

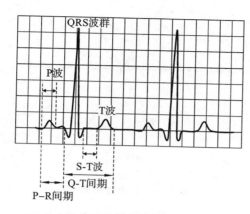

图 12-8　心电图基本波形

正常典型心电图的基本图形特征如下。

①P 波：代表两心房的除极过程。P 波波形小而圆钝，历时 0.08～0.11 s，电压不超过 0.25 mV。

②QRS 波群：代表两心室的除极过程。QRS 波群历时 0.06～0.10 s，各波波幅在不同导联中变化较大。

③T 波：代表两心室的复极过程。T 波历时 0.05～0.25 s，波幅一般为 0.1～0.8 mV。T 波方向应与主波方向相同，且在 R 波为主的导联，T 波应不低于 R 波的 1/10。若出现 T 波低平、双向或倒置，反映有心肌缺血。

④U 波：T 波后 0.02～0.04 s 时可能出现的一个低而宽的波。方向应与 T 波一致，历时 0.1～0.3 s，波幅小于 0.05 mV。U 波成因和意义不十分清楚，一般认为可能与浦肯野纤维网的复极化有关。U 波明显增高常见于血钾过低，U 波倒置可见于高血钾和心肌梗死等。

⑤P-R 间期：指从 P 波起点到 QRS 波起点之间的时程，历时 0.12～0.20 s。代表窦房结兴奋传向心室所需要的时间，也称为房室传导时间。若 P-R 间期＞0.22 s，说明有房室传导阻滞。

⑥S-T 波：指从 QRS 波群结束到 T 波起点之间的与基线平齐的线段。正常时 S-T 波应与基线齐平。若 S-T 波出现异常压低或抬高，说明有心肌缺血或损伤情况。

⑦Q-T 间期：指从 QRS 波群起点到 T 波终点的时程。代表心室从开始去极化到完全复极化所需要的时间。Q-T 间期时间与心率成反比关系，Q-T 间期越短，心率越快。

（4）心电轴的测定：电轴指的是额面 QRS 波群的平均向量，其对心室肥厚、束支传导阻滞的诊断有价值。根据肢体导联 QRS 波形的方向和波幅可以测出心电轴。常用的方法是根据Ⅰ导联和Ⅲ导联 QRS 波幅的代数和作图求得。具体步骤如下：分别测量Ⅰ、Ⅲ导联 QRS 波群中各导联波的电压（波向上为正，向下为负），算出其代数和。例如，Ⅰ导联中向上波幅为 7 mm，向下波幅为 1 mm 时，其代数和为＋6；Ⅲ导联中向上波幅为 1 mm，向下波幅为 6 mm，则其代数和为－5。然后在Ⅰ导联的导联轴正侧 6 mm 处做一垂直线，Ⅲ导联的导联轴负侧 5 mm 处也做一垂直线，这两条垂直线相交于一点，将此点和中心点（轴心）相连得到一条直线，就是心电轴（图 12-9）。

根据上述方法，作图求出本例心电图的心电轴。

心电图各波段正常值及其特征见表12-1。

NOTE

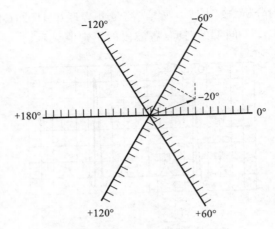

图 12-9　心电轴测定法

表 12-1 心电图各波段正常值及其特征

名称	时间	电压	形态
P 波	<0.12 s	肢体导联<0.25 mV； 胸导联<0.2 mV	I、II、aVF、$V_4 \sim V_6$ 直立，aVR 倒置，其余导联呈双向、平坦或倒置
P-R 间期	0.12～0.20 s		
QRS 波群	总时间为 0.06～0.10 s	Q<1/4R(R 波为主的导联) RaVR<0.5 mV；RaVL<1.2 mV； RaVF<2.0 mV；R I <1.5 mV； RV_1<1.0 mV；V_1 R/S<1； RV_5、V_6<2.5 mV；V_5 R/S>1； RV_1+SV_5<1.2 mV； RV_5+SV_1<4.0 mV(男) <3.5 mV(女)	aVR 呈 QS、Qr、rS 或 rSr′型；V_1、V_2 多呈 rS 型 V_5、V_6 呈 Rs、qRs、qR 或 R 型；V_3、V_4 R 波和 S 波振幅大体相等，$V_1 \sim V_6$ R 波逐渐增高，S 波逐渐变小 I、II、III 的主波在没有电轴偏移的情况下，其主波一般向上
S-T 波		在任一导联下移不超过 0.5 mV； $V_1 \sim V_2$ 抬高不超过 0.3 mV； V_3 抬高不超过 0.5 mV； $V_4 \sim V_6$ 导联与肢导联抬高不超过0.1 mV	
T 波	大多与主波方向一致	除III、aVL、aVF、$V_1 \sim V_3$ 导联外，T 波振幅不低于同导联 R 波的 1/10； T 波在胸导联有时可高达 1.2～1.5 mV	I、II、$V_4 \sim V_6$ 直立；aVR 倒置；III、aVL、aVF、$V_1 \sim V_3$ 向上、双向或向下； 若 TV_1 向上，则 $TV_2 \sim V_6$ 就不应再向下
Q-T 间期	0.32～0.44 s		
U 波	0.1～0.3 s	肢体导联<0.05 mV 心前区导联<0.03 mV	U 波方向应与 T 波一致

【注意事项】

(1) 受查者的引导电极安放部位应先用乙醇清洁，并涂导电膏以降低电阻排除干扰。环境温度不能太低，避免因寒战引起的肌电干扰。

（2）实验中需要记录时才开机，以避免心电图机长时间处于工作状态。

（3）导线避免纵横交错，以减小对测量的干扰。

【思考题】

（1）正常人体心电图可分哪几个波？各波具有什么生理意义？

（2）如何根据记录出的心电图计算心率？

（3）试根据记录出的心电图测定心电轴。

实验 44　人体呼吸运动的描记及影响因素

【实验目的与原理】

1. 实验目的　学习记录人体呼吸运动的方法，了解人体呼吸运动的影响因素。

2. 原理　机体通过规律的呼吸运动来满足并适应机体代谢的需要，而这种有规律的呼吸运动的稳定依赖于呼吸中枢的调节。体内、体外各种刺激可以作用于呼吸中枢或通过不同的感受器反射性地影响呼吸运动。人体呼吸运动受到神经和体液因素的双重影响，其中体液因素主要通过化学因素（如 O_2、CO_2 和 H^+ 等）的变化刺激化学感受器，反射性调节呼吸运动。

【实验对象】

人。

【实验器材与药品】

1. 实验器材　呼吸描记器、三通管、BL-420 生物机能实验系统、橡皮连接管、秒表、10 mL 注射器、长橡皮管（或塑料管）、棉签等。

2. 药品　10％氨水溶液等。

【实验方法与步骤】

1. 人体呼吸运动的记录　将呼吸描记器的蛇形管围于受检者胸部乳头线（或呼吸时胸围改变最大处）水平处，其接一个三通管连接至描记气鼓（即玛利氏气鼓）。在气鼓的薄膜鼓面中心，缚一根细线悬挂在机械换能器的悬梁壁上，机械换能器另一端连于电脑主机板面 CH_1 接口，启动计算机，进入实验系统。

2. 人体呼吸运动影响因素的观察

（1）令受检者平静呼吸 2～3 min，记下呼吸频率（次/分）和幅度（mm）。观察受检者平静呼吸时的频率和幅度。

（2）令受检者在吸气末或呼气末停止呼吸，屏息至不能坚持为止，用秒表测定其屏息的时间，并比较在两种情况下受检者屏息时间的长短。

（3）令受检者平静呼吸 2～3 min，令受检者尽力做最深、最快的呼吸运动约 30 s，要防止晕倒，或不能坚持即停，记录过度通气后的呼吸运动曲线直至恢复正常，观察呼吸运动的频率和幅度的改变，并注意是否发生呼吸暂停的现象。

（4）令受检者捏住鼻孔，口衔一根长橡皮管或塑料管（内径为 1～1.5 cm，长 1～1.5 m）进行呼吸，记录其呼吸运动的频率和幅度，与之前的正常呼吸（不捏鼻）相比，有何变化？受检者是否感到呼吸困难？

（5）用棉签蘸 10％氨水溶液，突然置于受检者鼻孔外，使其吸入少量氨气，此时其呼吸运动有何变化？

【注意事项】

（1）呼吸描记器的连接管宜选用硬质橡皮连接管，以免管内气体压力的变化被管壁的弹性扩张所缓冲。

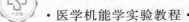

NOTE

（2）实验室应保持安静，以免影响受检者的状态。

（3）进行每项实验观察时，应先记录受检者平静呼吸 2～3 min 的正常呼吸作为对照。

【思考题】

（1）增加吸入气中的 CO_2 含量对呼吸运动有何影响？为什么？

（2）吸入气中缺 O_2 对呼吸运动有何影响？为什么？

（3）增大无效腔对呼吸运动有何影响？其作用机制如何？

（4）血液中酸度增加时对呼吸运动有何影响？为什么？

（任爱红）

第十三章　综合实验

实验 45　生理和药物因素对蟾蜍坐骨神经-腓肠肌动作电位及肌肉收缩的影响

【实验目的与原理】

1. 实验目的　用蟾蜍（或蛙）的坐骨神经观察动作电位的基本波形、潜伏期、幅值及时程，同时观察分析局麻药对神经干动作电位传导的影响，以加深对动作电位传导机制以及神经传导特征的理解。用蟾蜍（或蛙）的坐骨神经-腓肠肌标本来观察刺激与肌肉收缩等基本生理现象和过程，同时探讨肌松药（琥珀胆碱）对骨骼肌产生松弛作用的部位。

2. 原理　神经干的动作电位是神经兴奋的客观标志。根据引导方法的不同、所记录到的动作电位可以是双相或单相的。蟾蜍坐骨神经干为混合神经，刺激坐骨神经干引出的动作电位为复合电位，即由一大群不同兴奋阈、传导速度和幅值的峰形电位综和而成。神经要完成传导动作电位的功能，需要其结构和生理状态都是完整的，局麻药通过干扰钠通道的功能状态破坏了神经纤维的生理完整性，使动作电位不能继续传导下去。

琥珀胆碱为去极化型肌松药，这类药物与乙酰胆碱（ACh）受体结合后，即产生与 ACh 相似的去极化作用，可使终板膜的钠离子通道开放，使终板膜去极化，产生终板电位，这种作用比 ACh 作用更持久，不仅可扩散到邻近的肌膜，而且使其持续去极化。由于终板膜处于持续去极化状态，那么终板膜的受体对其后的神经元释放的 ACh 就不再发生反应，从而失去其电兴奋性，在神经-肌接头处形成一个无电兴奋的区域，从而阻滞了神经肌接头的兴奋传递，肌张力降低或消失。

【实验对象】

蟾蜍（或蛙）。

【实验器材与药品】

1. 实验器材　BL-420 生物机能实验系统、计算机、引导电极、刺激电极、神经标本盒、蛙手术器械、棉线、滤纸、室温任氏液、低温任氏液、烧杯、注射器、培养皿等。

2. 药品　2% 的可卡因或利多卡因溶液、1%～3% 琥珀胆碱溶液等。

【实验方法与步骤】

1. 动作电位实验

（1）制备坐骨神经干标本：将毁脑针自蟾蜍（或蛙）的枕骨大孔刺入，向前捣毁其大脑，然后将毁脑针撤回，向后伸入其椎管捣毁脊髓。用粗剪刀自骶髂关节上 1.5～2 cm 处剪断脊柱，并剔除前肢及内脏。注意勿损伤两侧下行的坐骨神经丛。剪去其肛门周围的皮肤，并剥去两后肢的皮肤。将去皮的两后肢标本放在盛有任氏液的培养皿中，洗净手和手术器械。分离左右后肢，在靠近脊柱处穿线结扎，并在结扎线上剪断神经，线头保留约 1 cm。用镊子夹住线头,提起坐骨神经进行分离,至腘窝处可见 2 条分支:胫神经和腓神经。剪去任一分支(腓神经较浅,易分离,常保留),继续分离留下的另一分支,直至脚趾端。用线结扎,在结扎线的远端,剪断腓神经,也保留约 1 cm 的线头,将完全游离的坐骨神经干分别置于盛有室温任氏液的培养皿中备用。

（2）实验装置与仪器的连接:将 2 根引导输入线分别连接于屏蔽盒记录电极 C1、C2 和 C3、C4 上,刺激输出线连接于刺激电极上。将神经干标本放置在神经标本屏蔽盒的 7 根电极上,神经的脊柱端放置于刺激电极上,神经的远端放置于引导电极上。

（3）观察项目:取一根制备好的置于室温任氏液的坐骨神经标本,放置于神经标本盒的电极上。打开 BL-420 生物机能实验系统→选择实验项目→选择肌肉神经实验→选择神经干动作电位引导。引导神经干动作电位,观察双相动作电位波形,并保存打印双相动作电位图形。继续观察局部麻醉药对神经干动作电位的阻断作用:在两对引导电极之间的神经用 2% 的可卡因或利多卡因溶液阻断,观察神经干动作电位波形有何变化,在记录电极 C1、C2 之间的神经再用 2% 的可卡因或利多卡因溶液阻断,观察神经干动作电位波形有何变化。

2. 坐骨神经-腓肠肌实验

（1）制作坐骨神经-腓肠肌标本:游离坐骨神经,完成坐骨神经-腓肠肌标本制备,保留股骨约 1.5 cm。将标本放在盛有任氏液的培养皿中备用。

（2）实验装置与仪器的连接:将已制备好的标本与张力换能器连接,调节换能器的水平位置,拉紧丝线给予标本以一定的前负荷,标本功能状态正常、收缩稳定后,即可开始实验,进行正常对照记录。

（3）观察项目:打开 BL-420 生物机能实验系统→选择实验项目→选择肌肉神经实验→选择刺激强度与反应的关系。①实验时逐渐增大刺激强度,找出刚能引起肌肉出现微小收缩的刺激强度(阈强度)。②将刺激电极轻靠在腓肠肌上,用前面刚找到的刺激阈值刺激肌肉,观察是否引起肌肉收缩。③将一滤纸轻裹在坐骨神经上,用 2 mL 注射器加 1%～3% 琥珀胆碱溶液于滤纸上(勿使药液触及腓肠肌),每隔 3 min 重复实验项目①、②,在 15 min 后比较有无不同。仔细观察滴加 1%～3% 琥珀胆碱溶液后肌肉是否出现震颤。④再用一滤纸裹在腓肠肌上,留一放刺激电极的位置,用 2 mL 注射器加 0.5% 琥珀胆碱溶液于滤纸上,每隔 3 min 重复实验项目①、②,在 15 min 后比较有无不同。仔细观察滴加 0.5% 琥珀胆碱溶液后肌肉是否出现震颤。

【注意事项】

（1）分离神经时切勿强力牵拉、剪伤、手触神经,神经干标本应尽量分离干净,并随时滴加任氏液,以免标本干燥。

（2）在实验中经常用任氏液湿润标本以防干燥。

（3）观察及记录时,神经干必须与各电极接触良好。其两端结扎线不能接触金属屏蔽盒。

（4）滴加药液在神经上,勿使药液触及肌肉。

【思考题】

（1）应用局麻药后动作电位波形有何变化? 为什么?

（2）琥珀胆碱肌松药的作用部位在何处?

（张玉梅）

实验 46　生理及药物因素对豚鼠离体气管平滑肌张力的影响

【实验目的与原理】

1. 实验目的　研究乙酰胆碱、组织胺对气管平滑肌张力的作用及理化因素对其作用的影响，并探讨哮喘发病的可能机制。

2. 原理　豚鼠气管平滑肌主要分布着 M 受体、β_2 受体和 H_1 受体，β_2 受体兴奋使气管平滑肌舒张，M 受体和 H_1 受体兴奋使气管平滑肌收缩。乙酰胆碱和组织胺可以分别作用于气管平滑肌上的 M 受体和 H_1 受体，引起气管平滑肌收缩，而异丙肾上腺素则可通过兴奋 β_2 受体使气管平滑肌舒张。

【实验对象】

健康成年豚鼠，重 250～500 g，雌雄不限。

【实验器材与药品】

1. 实验器材　BL-420 生物机能实验系统、HV-4 离体组织器官恒温灌流系统，HW-1000 超级恒温浴槽，计算机、手术器械、婴儿秤、天平、纱布、烧杯等。

2. 药品　氯化乙酰胆碱（在浴液中浓度为 $100\mu mol/L$）、磷酸组织胺（在浴液中浓度为 20 $\mu mol/L$）、异丙肾上腺素（在浴液中浓度为 2 $\mu mol/L$）、K-H 营养液（1000 mL 蒸馏水中含有 NaCl 7.67 g、KCl 0.344 g、$MgCl_2$ 0.254 g、$CaCl_2$ 0.202 g、$NaHCO_3$ 2.125 g、KH_2PO_4 0.16 g、葡萄糖 2.189 g）等。

【实验方法与步骤】

1. 豚鼠气管环制备　取豚鼠击头处死，迅速取出其气管，将气管浸入冷的通有 95% O_2、5% CO_2 混合气体的 K-H 营养液中，去除气管周围结缔组织后，剪成 3～5 mm 的气管环，放入盛有 10 mL K-H 营养液的 HW-1000 超级恒温浴槽中，HW-1000 超级恒温浴槽持续通入含 5% CO_2 和 95% O_2 的混合气体，温度保持在（37±0.5）℃。上端接肌张力换能器，采用 BL-420 生物机能实验系统软件记录肌张力的变化。标本初始负荷张力 1.0 g，每 15 min 换 1 次 K-H 营养液，平衡 60 min 后，待气管环张力稳定后开始实验。

2. 描记正常曲线　待气管环稳定后，描记一段正常曲线，即豚鼠离体气管平滑肌静息张力情况曲线。

3. 观察氯化乙酰胆碱对豚鼠离体气管平滑肌的影响　待气管环稳定后，向 HW-1000 超级恒温浴槽中加入氯化乙酰胆碱，使其在浴液中的浓度为 100 $\mu mol/L$，记录 5 min 内曲线的变化情况。

4. 观察磷酸组织胺对豚鼠离体气管平滑肌的影响　用 K-H 营养液冲洗气管环数次，约 30 min 后气管环稳定，向 HW-1000 超级恒温浴槽中加入磷酸组织胺（使其在浴液中的浓度为 20 $\mu mol/L$），记录 5 min 内曲线的变化情况。

5. 观察异丙肾上腺素对豚鼠离体气管平滑肌的影响　用 K-H 营养液冲洗气管环数次，约 30 min 后气管环稳定，向 HW-1000 超级恒温浴槽中加入异丙肾上腺素（使其在浴液中浓度为 2 $\mu mol/L$），记录 5 min 内曲线的变化情况。

6. 观察缺氧对豚鼠离体气管平滑肌的影响　向 HW-1000 超级恒温浴槽中通入 5% CO_2 +95% N_2 的混合气体，建立缺氧环境，重复实验 3、4、5 项。

7. 观察低温对豚鼠离体气管平滑肌的影响　保持 HW-1000 超级恒温浴槽温度为 12～15 ℃，重复实验 3、4、5 项。

【注意事项】

（1）制备豚鼠离体气管环时，动作要迅速并轻柔，最大限度地保护离体气管。

（2）每次更换实验项目时，一定用 K-H 营养液冲洗气管环数次，保证气管环稳定后再进行下一次实验。

（3）整个实验过程中，保持通气、温度等条件恒定。

【思考题】

（1）探讨乙酰胆碱、组织胺、异丙肾上腺素对豚鼠离体气管平滑肌的影响机制。

（2）探讨缺氧、低温对豚鼠离体气管平滑肌的影响。

（3）探讨哮喘发病和其治疗的机制。

（张玉梅）

实验 47　失血性休克模型的复制及实验性治疗

【实验目的与原理】

1. 实验目的　复制失血性休克的动物模型，并通过电视录像，观察休克发生发展过程中血压和微循环血流等的变化，加深对"休克发病的关键不在于血压，而在于血流"的理论认识。继而设计抢救方案，加深对休克防治原则及所用药物药理作用的理解，培养学生独立分析问题、解决问题的能力。

2. 原理　在生理情况下，人和其他哺乳动物的血压处于相对稳定状态，这种相对稳定状态是通过神经和体液因素的调节而实现的，其中以颈动脉窦-主动脉弓压力感受性反射（降压反射）尤为重要。此反射活动既可在血压升高时降压，又可在血压降低时升压，反射的传入神经为主动脉神经与窦神经。家兔的主动脉神经为一条独立的神经，也称减压神经，易于被分离和观察其作用。在人、犬等动物体内，主动脉神经与迷走神经混为一条，不能分离。降压反射的传出神经为心交感神经、心迷走神经和交感缩血管纤维。心交感神经兴奋，其末梢释放去甲肾上腺素，后者与心肌细胞膜上的 β 受体结合，引起心脏正性的变时、变力、变传导作用。心迷走神经兴奋，其末梢释放乙酰胆碱，与心肌细胞膜上的 M 受体结合，引起心脏负性的变时、变力、变传导作用。心脏功能的改变对血压的维持有重要的影响。交感缩血管纤维兴奋时释放去甲肾上腺素，后者与血管平滑肌细胞的 α 受体结合引起阻力血管的收缩。血管舒缩功能及神经体液调节异常将导致循环系统功能的紊乱，引起血压改变，甚至导致休克的发生。

大量失血引起的休克称为失血性休克。常见于外伤引起的出血、消化性溃疡出血、食管曲张静脉破裂、妇产科疾病所引起的出血等。失血后是否发生休克不仅取决于失血的量，还取决于失血的速度，休克往往是在快速、大量（超过总血量的 $30\%\sim35\%$）失血而又得不到及时补充的情况下发生的。根据失血性休克的病理生理变化，按休克发病学的防治原则进行纠酸、扩容、应用血管活性药物及防治细胞损伤等治疗，自行设计抢救方案，观察并比较各项救治措施后血压和微循环的变化。

【实验对象】

家兔，重 $2.0\sim2.5$ kg，雌雄不限。

【实验器材与药品】

1. 实验器材　BL-420 生物机能实验系统、计算机、解剖显微镜、血压描记系统、血压换能器、恒温灌流盒、兔手术台、哺乳类动物手术器械一套、动脉夹、细塑料管、气管插管、三通管、注射器、针头（6 号、9 号）、试管、小烧杯、线绳（黑色、白色粗线）等。

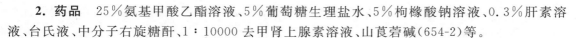

2. 药品 25％氨基甲酸乙酯溶液、5％葡萄糖生理盐水、5％枸橼酸钠溶液、0.3％肝素溶液、台氏液、中分子右旋糖酐、1∶10000 去甲肾上腺素溶液、山莨菪碱(654-2)等。

【实验方法与步骤】

1. 描记动脉血压 ①称重固定麻醉：将动物称重，从其耳缘静脉注射 25％氨基甲酸乙酯溶液麻醉(剂量为 4 mL/kg)，使其处于仰卧位并固定。②颈部手术：剪掉颈前部的毛，用镊子夹住颈正中甲状软骨下皮肤，剪一小口，钝性分离皮下结缔组织，将镊子插入小口，张开挑起皮肤，用剪刀剪开皮肤做一颈部切口，长 5～6 cm。用皮钳固定，将皮向两侧分开。③颈总动脉插管：用注射器向与血压换能器相连的细塑料管中注满 5％枸橼酸钠溶液。结扎左侧颈总动脉的远心端，用动脉夹夹闭近心端(结扎处与夹闭部位之间的动脉应尽可能长一些)，用眼科剪在靠远心端结扎处的动脉壁上剪一斜口，向近心端插入动脉插管，用备用线结扎固定，慢慢开放动脉夹，如有出血，则将线再扎紧些。打开计算机，启动 BL-420 生物机能实验系统，进入动脉血压调节界面，即可进行动脉血压描记。

2. 正常肠系膜微循环血流观察 在右腹直肌旁做一 6 cm 纵形切口，钝性分离肌肉，打开腹腔后。将卵圆钳或用手伸入右下腹腔内侧(紧贴前腹壁)，钳出阑尾末端上 8～12 cm 处的回肠袢，轻轻从腹腔拉出，用温生理盐水纱布保护，平铺并固定于恒温灌流盒内，以 38 ℃台氏液恒温水浴灌流，并将兔肠系膜恒温灌流盒固定于解剖显微镜镜台上(此装置置于家兔左腹侧)。观察家兔肠系膜微循环的特点与变化。首先在镜下区分确认粗、细有别，血流方向相反的微动脉与微静脉(静脉内血色较暗)。然后，连续观察毛细血管血流速度、血流量及血管内径的改变。

3. 复制失血性休克动物模型 ①少量放血：左颈总动脉放血量约为全血量的 1/10(全血量按体重的 8％计算，或按 7 mL/kg 计算)，观察血压和微循环的变化。放出的血液以注射器(涂有抗凝剂)收集，备作抢救时用。②大量放血：放血量为全血量的 1/5～1/4，放血时间为 3～5 min(切勿过快)，放血的过程中需观察血压和微循环变化。

4. 失血性休克家兔肠系膜微循环血流观察 分别观察少量放血、大量放血后，肠系膜微循环的变化。当大量放血 10 min 后毛细血管内径开始缩小，30 min 后缩小到最小。当平均动脉压为(6.0±0.267)kPa[(45±2)mmHg]后，口径 10 μm 以下毛细血管血流速度随时间逐渐下降，血流量随时间逐渐减少，60 min 后部分微血管内可见白细胞附壁翻滚。

5. 实验性抢救 根据失血性休克的病理生理变化，按休克发病学的防治原则进行纠酸、扩容、应用血管活性药物及防治细胞损伤等治疗，自行设计抢救方案，观察并比较各项救治措施后血压和微循环的变化。

(1)颈外静脉输液(可以在开始抢救前做好准备)：结扎颈外静脉远心端，在颈外静脉侧壁剪一小口。沿其向心端插入与输液装置相连的细塑料管(事先充满液体并排气)，结扎固定，旋动输液装置中的调节开关，调节流速到合适的速度。

(2)所用药物：①5％葡萄糖生理盐水，输液量自行确定。②1∶10000 去甲肾上腺素：2 mg 溶于25 mL 生理盐水中，静脉滴注(30 min 输完)，与放血前所测得的收缩压高度做比较。③山莨菪碱(654-2)：2 mg 溶于 25 mL 生理盐水中，静脉滴注(30 min 输完)。④中分子右旋糖酐：静脉滴注，输液量自行确定。⑤0.01％异丙肾上腺素溶液 1 mL，静脉注射。⑥全血：将放出的血液经抗凝处理后全部倒入输液瓶内，快速输回。抢救治疗后，再复查动物的一般情况，以及各项生理指标和微循环血管血流量是否恢复正常。

【注意事项】

(1)在整个实验过程中，均需保持动脉、静脉插管与血管平行，以免刺破血管。

(2)保护好家兔耳缘静脉，注射时应从耳尖部进针，如不成功，再向耳根部移位。

(3)本实验手术操作多，应尽量减少手术性出血。

(4) 所插各管前必须先充满肝素溶液,排出气泡。静脉插管一经插入,应立刻缓慢滴注生理盐水,以防凝血。

(5) 牵拉肠袢时要轻,以免引起创伤性休克。

(6) 注意分工合作,保持实验台面整洁。

【思考题】

(1) 讨论实验动物放血前后各项指标变化的机制。根据什么现象说明动物已经发生了失血性休克?

(2) 根据实验所见能否完全阐明关于休克发生机制的现代理论?为什么?

(3) 简述抗休克药的作用机制。

附:部分实验结果报告参考表格(表 13-1、表 13-2)。

表 13-1　失血性休克发生发展过程中血压及微循环的变化

股动脉放血量 /mL	放血时间 /min	动脉血压/mmHg				微循环变化
		平均动脉压	收缩压	舒张压	脉压	
少量放血 (约占全血量的 1/10)	0					
	5					
	10					
	15					
大量放血 (约占全血量的 1/4)	0					
	5					
	10					
	15					

表 13-2　失血性休克的抢救

处理	动脉血压/mmHg				微循环变化
	平均动脉压	收缩压	舒张压	脉压	
抢救前					
抢救后 (写出具体方法)					

(张玉梅)

实验 48　弥散性血管内凝血模型的复制及其凝血功能异常机制的探讨

【实验目的与原理】

1. 实验目的　了解复制弥散性血管内凝血(DIC)动物模型的方法;观察急性 DIC 时血液凝固性发展的变化过程,并分析这些变化产生的原因及病理意义;了解 DIC 的诊断标准及有关的实验室检查。

2. 原理　DIC 是指在某些致病因子的作用下凝血因子和血小板被激活,大量可溶性促凝血物质入血,从而引起一个以凝血功能失常为主要特征的病理过程。在微循环中形成大量微血栓,同时大量消耗凝血因子和血小板,加之继发性纤维蛋白溶解(纤溶)过程加强,导致肾脏、肺、肝脏等各个器官发生功能障碍,严重或持续时间较长时可导致受累脏器功能衰竭。因此,启动凝血过程是 DIC 发病的重要方面。常见的情况有:①血管内皮广泛受损,如细菌及内毒素、病毒、缺氧和酸中毒等引起的内源性凝血系统启动。②组织破坏:在严重创伤、烧伤、外科大手术、恶性肿瘤时,损伤和坏死组织可释放组织因子入血等引起的外源性凝血系统启动。③促凝血物质释放。实验中,通过静脉注入兔脑粉生理盐水溶液,可启动体内的外源性凝血系统而导致 DIC 的发生,这也是本次动物实验的机制。

【实验对象】

家兔,体重 2.0～2.5 kg,雌雄不限。

【实验器材与药品】

1. 实验器材 秒表、小试管架、5 mL 玻璃试管、恒温水浴箱、0.5 mL 吸管、动脉夹、动脉插管、离心机、722 型分光光度计、显微镜、兔固定台、婴儿秤、家兔急性手术器械 1 套等。

2. 药品 4％兔脑粉生理盐水溶液、P 试液、1％硫酸鱼精蛋白液、0.025 mol/L CaCl$_2$ 溶液、20％氨基甲酸乙酯溶液、3.8％枸橼酸钠溶液、饱和 NaCl 溶液等。

【实验方法与步骤】

实验分为对照组和实验组 2 组,每组 10 只家兔。

1. 称重、固定、麻醉 用 20％氨基甲酸乙酯溶液(乌拉坦)按 5 mL/kg 剂量由耳缘静脉缓慢注入,行家兔的全身麻醉,然后使其仰卧,固定于兔台,颈部剪毛备皮。

2. 颈总动脉插管 暴露家兔一侧颈总动脉,用线结扎颈总动脉的远心端,用动脉夹夹闭颈总动脉的近心端。在近结扎处用眼科剪剪一小口,插入动脉插管并用线固定,留做取血用。

3. DIC 模型制备(对照组注射生理盐水) 取 4％兔脑粉生理盐水溶液,按 2.0 mL/kg 计算,用生理盐水稀释至 30 mL,经耳缘静脉注射,15 min 内注射完毕。注入速度为,第一个 5 min 为 1.0 mL/min,第二个 5 min 为 2.0 mL/min,最后 5 min 为 3.0 mL/min。

4. 血样采集 注入 4％兔脑粉生理盐水溶液前 15 min,注入开始后 15 min 及 45 min,分别由颈总动脉取血样 10 mL(取血样前先废弃血液数滴)。用 3.8％枸橼酸钠溶液(抗凝剂)与血液体积比为1∶5混合,经离心机(300 r/min)离心 15 min,获得含微量血小板血浆作为实验测定用。每次取血样时,采血 1～2 滴供血小板计数用。另用 1.5～2.0 mL 置于不含抗凝剂的干净试管内,作为测定纤维蛋白降解产物(fibrin degradation product,FDP)用。(注:对照组注射生理盐水,其注入途径、总量和速率及取血样时间等均同实验组。)

5. 检查急性 DIC 的常规方法 ①凝血酶原时间(PT)测定:取被检血浆 0.1 mL,置于小试管内,放于 37 ℃水浴中,加入 P 试液 0.2 mL,启动秒表,轻轻地侧动试管,直到液体停止流动或出现粗颗粒的时间,即为凝血酶原时间。重复 3 次,取平均值。家兔正常值:6～8 s。②凝血酶测定:取被检血浆 0.2 mL,置于小试管内,放于 37 ℃水浴中,加入适当浓度的凝血酶悬液 0.2 mL,启动秒表,观察方法同上,测定其凝固时间。重复 3 次,取平均值。③血浆鱼精蛋白副凝试验(3P 试验):取被检血浆 0.9 mL,置于小试管内。加入 1％硫酸鱼精蛋白液 0.1 mL,混匀,在室温下放置 30 min,于观察终点前,将试管轻轻地摇动,有白色纤维或凝块为阳性,均匀混浊、无白色纤维为阴性。④血清纤维蛋白(原)定量测定(饱和盐水法):取被检血浆 0.5 mL,置于试管中,加入饱和 NaCl 溶液 4.5 mL,充分混匀,置于 37 ℃水浴中孵育 3 min,取血后再次混匀,用 722 型分光光度计比色,测定光密度。以生理盐水代替饱和 NaCl 溶液,进行同样操作作为对照。以对照管调零,在波长 520 nm 下测出光密度,按下式计算纤维白原的质量分数(w％)＝测定管光密度/0.5×1000。

【注意事项】

(1)每次采血后要用生理盐水冲洗塑料插管,以防血栓形成,但是不能用抗凝剂。

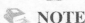

（2）所取的血液标本需在 4 h 内测定。测定前可保存在 4 ℃冰箱中,但是使用前需置于 37 ℃水浴 1 min。

（3）血浆鱼精蛋白副凝试验应在采血后立即进行,以免影响结果。

【思考题】

（1）简述内源性和外源性凝血系统的凝血机制。

（2）简述兔脑粉生理盐水溶液导致 DIC 发生的机制。

附:试剂配制

1. 兔脑粉生理盐水溶液　称取兔脑粉(实验前检测其活力,以凝血酶原时间不超过 12 s 为宜)400 mg,加入生理盐水 10 mL,充分混匀后放入 37 ℃恒温水浴箱内孵育 60 min,每隔 15 min 搅拌一次,然后离心(1000 r/min)5 min,取上清液过滤后供静脉注射使用。

2. P 试液　称取兔脑粉 200 mg,加入 5 mL 生理盐水,充分混匀后放入 37 ℃恒温水浴箱内孵育 1 h,在此过程中,用玻璃棒搅拌 3～4 次,并颠倒混匀,然后用离心机(1000 r/min)离心 5 min,吸取上清液,加入等量的 0.025 mol/L $CaCl_2$ 溶液,用前摇匀。

（张玉梅）

实验 49　不同因素对正常肾脏泌尿功能的影响

【实验目的与原理】

1. 目的　掌握影响尿生成的因素并分析其机制。复制急性中毒性肾功能衰竭(简称肾衰)动物模型,通过对肾功能指标的检测及肾脏形态学改变的观察,了解中毒家兔肾功能的改变。初步判断、分析和讨论致病因素及导致急性肾衰的可能发病机制。观察利尿药对肾泌尿功能的影响,以及对急性中毒性肾衰的治疗效果,分析其可能的作用机制。

2. 原理　肾脏是一个多功能的器官,其主要功能之一是泌尿功能。肾脏通过调节肾血流、肾小球滤过率、肾小管排泌与重吸收来实现排出机体代谢终产物的功能,调节水、电解质、酸碱平衡,以维持机体内环境的稳定。肾脏的泌尿功能受动脉血压、有效循环血容量、肾内自身调节的一些神经体液因素变化的影响。当各种病因导致肾血流量减少,肾小球滤过率下降或肾小管排泌、重吸收功能障碍时,肾的泌尿功能受到影响,可引起肾功能不全,表现为尿量、尿成分的变化,氮质血症,电解质和酸碱平衡紊乱。氯化高汞溶液中含重金属汞,汞可引起肾小管上皮细胞损伤。通过对肾小球、肾小管功能的检测以及尿常规和肾形态的观察初步判断肾功能状态,以便对急性中毒性肾衰的发生机制进行分析讨论。利尿药作用于肾脏,通过抑制肾小管电解质的重吸收,减少水的重吸收,从而产生利尿作用,以达到治疗各种原因(包括急、慢性肾衰)引起的水肿的目的。当肾脏发生病变时,其对药物的反应也会改变,进而影响药物的作用。

【实验对象】

家兔,重 2.0～2.5 kg,最好为雄性。

【实验器材与药品】

1. 实验器材　哺乳动物手术器械一套,注射器、试管、加样器、721 型分光光度计、水浴锅、离心机等。

2. 药品　1%氯化高汞溶液($HgCl_2$)、25%氨基甲酸乙酯溶液、0.6%酚红溶液、20%葡萄糖溶液、1%呋塞米溶液(速尿)、20%磺柳酸溶液、10%氢氧化钠溶液(NaOH)、生理盐水等。

【实验方法与步骤】

1. 复制急性中毒性肾衰模型　①分组:每两个实验小组为一个实验大组,其中一个小组

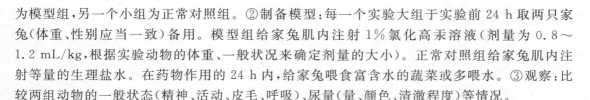

为模型组,另一个小组为正常对照组。②制备模型:每一个实验大组于实验前 24 h 取两只家兔(体重、性别应当一致)备用。模型组给家兔肌内注射 1% 氯化高汞溶液(剂量为 0.8～1.2 mL/kg,根据实验动物的体重、一般状况来确定剂量的大小)。正常对照组给家兔肌内注射等量的生理盐水。在药物作用的 24 h 内,给家兔喂食富含水的蔬菜或多喂水。③观察:比较两组动物的一般状态(精神、活动、皮毛、呼吸)、尿量(量、颜色、清澈程度)等情况。

2. 肾脏功能检测

(1)血标本的制备:从家兔心脏采血 3 mL,注入一干燥试管中(不做抗凝处理),放置 10 min,经 2000 r/min 离心 15 min,小心吸取血浆置于另一干净试管中,以备测血肌酐、血钠使用(采血的方法也可以选用颈动脉插管法)。

(2)手术:①从家兔耳缘静脉注射 25% 氨基甲酸乙酯溶液(剂量为 4.0 mL/kg)麻醉动物,使其固定于兔手术台上。②从其颈部正中剪毛,切开皮肤,分离右侧颈外静脉,插管用于输液。③从其下腹部正中剪毛,在耻骨联合上约 1.5 cm 处做切口,长约 4 cm,暴露膀胱,用注射器收集尿液 2 mL,放入试管中,用于尿常规、尿蛋白、尿肌酐和尿钠检查。④双侧输尿管插管:在其膀胱底部,找出两侧输尿管,钝性分离,穿线备用。在近膀胱端分别结扎两侧输尿管,待输尿管略充盈后,用眼科剪在管壁上斜剪一小口,向肾脏方向插入细塑料管(塑料管事先用肝素冲洗或充满肝素),结扎并固定,用于实验过程中收集尿液。

(3)酚红排泄率测定:①0.6% 酚红溶液(剂量为 1 mL/kg)经家兔耳缘静脉注入(要求准确快速,不要外漏),并开始记录时间。②立刻从颈外静脉插管处缓慢注入 20% 葡萄糖溶液(剂量为 20 mL/kg)。③收集注射酚红溶液后的 15 min 或 30 min 的尿液,并换算成单位时间的尿量(mL/min)。④取出约 0.5 mL 尿液置于干净试管中,以备测尿肌酐和尿钠使用。⑤将收集到的尿液倒入 500 mL 量筒内,加入 10% NaOH 10 mL,再用自来水补充至 500 mL 处,充分混匀。取出适量放入与比色管口径相同的试管中与标准比色管比较(颜色),得出 15 min 或 30 min 肾脏的酚红排泄率。

3. 利尿药对急性中毒性肾衰的作用观察 ①从家兔耳缘静脉注射 1% 呋塞米溶液(剂量为 1 mL/kg)。②记录给药后 30 min 内每 5 min 的尿量及 30 min 内的总尿量,并测给药后尿中钠的含量(30 min 内)。③计算总排钠量与给药前尿钠(如肾衰家兔膀胱中有尿最好自身比较或与对照组家兔进行比较)。

4. 肾形态学观察 处死家兔,取出其肾脏,称肾重量,计算肾体比,比较两组家兔肾脏外形(体积大小、颜色、包膜紧张度)。纵向剖开肾脏,观察皮髓质条纹、色泽等。

5. 尿液常规检查

(1)尿蛋白测定:取少量尿液滴于载玻片上,加 10% 磺柳酸溶液一滴,观察其是否混浊,确定混浊程度以判断尿蛋白的含量。判断标准:①"—"表示尿液清晰不混浊。②"+"表示尿液出现轻度白色混浊(含蛋白质 0.1～0.5 g/L)。③"++"表示尿液稀薄乳样混浊(含蛋白质 0.5～2 g/L)。④"+++"表示尿液乳浊或有少量絮片存在(含蛋白质 2～5 g/L)。⑤"++++"表示尿液出现絮状混浊(含蛋白质>5 g/L)。

(2)尿液镜检:取少量尿液滴于载玻片上,镜下观察细胞及管型,细胞至少检查 10 个高倍视野,管型至少检查 10 个低倍视野,从最低至最高数报告。

【注意事项】

(1)请在实验前 24 h 给药。

(2)血液标本收集时,请注意分清需抗凝与不需抗凝的标本。

(3)实验检测项目较多,各组同学分工配合,做到有条不紊。

(4)实验结果计算和整理较复杂,请参照本实验附录。

【思考题】

（1）什么叫急性肾衰？

（2）肌内注射氯化高汞溶液引起肾衰的发病机制是什么？

（3）在肾衰实验中，应选择哪些观察指标？分别反映肾脏哪些功能？

（4）本实验中引起少尿的机制有哪些？

（5）汞中毒肾衰家兔应用速尿尿量一定会增多吗？为什么？

（6）酚红排泄试验中静脉输入大量 20％葡萄糖溶液的作用是什么？

（7）为了保证能观察到尿液的各项指标变化，在本实验中应注意哪些问题？如何解决？

（8）如何能保证血、尿的生化指标测定准确？

附1：急性肾衰时肾功能评价的病理生理基础

1. 内生肌酐清除率（endogenous creatinine clearance rate，Ccr） 意义：内生肌酐清除率的值很接近肾小球滤过率（GFR），故临床上常用它来推测肾小球滤过率。内生肌酐是指体内组织代谢所产生的肌酐。肌酐能自由从肾小球滤过，在肾小管中重吸收的量很少，也有少量是由肾小管和集合管分泌。内生肌酐在血浆中的浓度很低，肾小管分泌的肌酐量可忽略不计，因此，内生肌酐清除率与菊粉清除率相近，可以代表肾小球滤过率。

2. 尿肌酐（uric creatinine）/ 血肌酐（plasma creatinine） 意义：确定肾衰的性质。其中比值＜20 为器质性肾衰；比值＞40 为功能性肾衰。

3. 肾脏酚红排泄率（phenol red excretion rate） 意义：反映肾血流量与肾小管排泌功能的指标。正常情况下从静脉注入酚红后 15 min 或 30 min，肾脏酚红排泄率分别应大于30％或应大于45％。

4. （滤过）钠排泄分数（fraction excretion of Na，FENa） 意义：反映肾小管功能的指标。通过肾小球滤过率的测定以及对其他物质清除率的测定，可以推测出物质被肾小管排泌的情况。FENa 为临床上较准确反映肾小管处理钠能力的指标。在急性肾衰时，FENa 常被用作区别功能性与器质性肾衰的重要指标。

计算方法：$FENa = \dfrac{[Na_u^+] / [Na_p^+]}{[Cr_u] / [Cr_p]} \times 100$；

判断标准：

正常：　　　　　FENa＜1，

功能性肾衰：　　1＜FENa＜3，

器质性肾衰：　　FENa＞3，

附2：血样与尿液生化测定方法

1. 血浆和尿液肌酐含量测定——苦味酸沉淀蛋白法 原理：在碱性条件下，苦味酸与血浆或尿液中肌酐作用，生成黄红色苦味酸肌酐，使溶液呈色，然后进行比色测定；然后加乙酸，在酸性环境中，黄红的苦味酸肌酐被清除，非肌酐物质（假肌酐）呈色，两者比色之差由血浆或尿液中的肌酐影响所致。

方法：按下表13-3、表13-4 的步骤进行操作。

表 13-3　血浆肌酐测定

单位/mL	测定管	标准管	空白管
血浆	0.20	—	—
肌酐标准应用液(0.05 mg/mL)	—	0.20	—
蒸馏水	—	—	0.20
碱性苦味酸	2.00	2.00	2.00

将溶液混匀,置于 37 ℃水浴 30 min,以 510 nm 波长比色测定,空白管调零,读 OD 值,然后各管加 50％乙酸溶液两滴,放置 6 min 后,再测 OD′值。计算:

$$[Cr_p]=\frac{OD_{测}-OD'_{测}}{OD_{标}-OD'_{标}}\times 0.01/0.2\times 100$$

正常值:0.7～0.8 mg％。

表 13-4 尿液肌酐测定

单位/mL	测定管	标准管	空白管
尿液(原尿或 1:50 稀释)	0.1	—	—
肌肝标准应用液(0.5 mg/mL)	—	0.1	—
蒸馏水	—	—	0.1
碱性苦味酸	2	2	2
12.5％氢氧化钠溶液	0.5	0.5	0.5

混匀,放置 10 min,加蒸馏水 6.0 mL,摇匀,以 530 nm 波长比色,空白管调零,读 OD 值。计算:

$$[Cr_u]=\frac{OD_{测}}{OD_{标}}\times 0.05 \text{ mg}\times 100 \text{ mL}/0.1 \text{ mL}$$

2. 血钠和尿钠测定 血清和尿液均需要经无水乙醇除蛋白后再测定。

(1) 操作:取血清 0.1 mL,加无水乙醇 1.9 mL,用力振荡后放置 10 min,于 2500 r/min 条件下离心 5 min,取上清液 0.2 mL 置于试管中。取尿液 0.1 mL,加无水乙醇 1.9 mL,用力振荡后放置 10 min,于 2500 r/min 条件下离心 5 min,取上清液 0.2 mL 置于试管中。按表 13-5 进行测试。

表 13-5 比浊法测血、尿钠

单位/mL	测定管血	测定管尿	标准管	空白管
血清或尿上清液	0.2	0.2	—	—
Na 标准液(6.5 mmol/L)	—	—	0.2	—
蒸馏水	—	—	—	0.2
2％焦锑酸钾溶液	5.0	5.0	5.0	5.0

混匀后立即用 721 型分光光度计在 520 nm 波长下进行比色测定,以空白管调零点,读取 OD 值。

(2) 钠含量计算:

$$[Na^+]=\frac{OD_{测}}{OD_{标}}\times 6.5$$

(3) 注意:①加无水乙醇后需用力振荡;②Na 标准液需于临用前新鲜配制;③加入试剂后应即刻进行比色测定。

(4) 所需试剂:①标准液:取分析纯氯化钠于 110～150 ℃烤箱中干燥 15 h 以上,取 0.3815 g 氯化钠,加水 50 mL 溶解,再加无水乙醇至 1000 mL,使钠的浓度为 6.5 mmol/L,充分混匀后备用。②2％焦锑酸钾溶液:取一级焦锑酸钾 10 g 溶于 500 mL 蒸馏水中,煮沸 3～5 min,流水冷却后,加 10％氢氧化钾 15 mL,过滤后保存于塑料或棕色瓶中(避光保存)。③将 0.4 mol/L 氢氧化钠溶液和 0.05 mol/L 硼砂溶液等量混合。④4％十二烷基硫酸钠溶液。⑤1.25％苦味酸溶液或饱和苦味酸溶液。⑥肌酐标准应用液。

急性中毒性肾衰实验观察指标一览表(参考)见表 13-6。

表 13-6　急性中毒性肾衰实验观察指标一览表(参考)

组别		Ccr /(mL/min)	$Cr_{尿}/Cr_{血}$	酚红排泄率	FENa	尿中钠	尿蛋白	尿镜检	肾体比
模型组	1								
	2								
	3								
	4								
对照组	1								
	2								
	3								
	4								

实验 50　肝药酶的诱导剂、抑制剂对小鼠肝脏细胞色素 P450 含量的影响

【实验目的与原理】

1. 实验目的　了解肝药酶诱导剂、抑制剂对小鼠肝细胞色素 P450 含量的影响。

2. 原理　细胞色素 P450 为血红素蛋白,当血红素中的铁原子与一氧化碳结合并被还原剂连二亚硫酸还原时,细胞色素 P450 在 450 nm 波长处出现最大吸收峰,由此可应用示差光谱法测定其含量。通常在样品中通入一氧化碳之后加还原剂连二亚硫酸钠(保险粉),然后测定样品在 450 nm 及 490 nm 波长处的吸光度,求其差值,代入公式即可通过计算得到细胞色素 P450 含量。苯巴比妥属于酶的诱导剂。有些药物若长期使用能加速肝药酶的合成并增强其活性,这类药物就称为肝药酶诱导剂。药酶活性增加是机体对药物产生耐受性的主要原因,因肝药酶活性增加,从而促使药物代谢加快,使机体对药物的反应性减弱。如连续服用苯巴比妥后,不仅使机体对苯巴比妥产生耐受性,又可使同时服用的其他药物药效减低,常需增加剂量才能维持疗效。使肝药酶活性减弱的药物称肝药酶抑制剂。肝药酶活性降低促使药物代谢减慢,而使机体可能对药物产生中毒反应。

【实验对象】

小鼠,体重(20±2)g,雌雄不限。

【实验器材与药品】

1. 实验器材　高速冷冻离心机、漏斗、试管(10 mL)数支、滤纸、移液管(10 mL)数支、冰盒、扭力天平、紫外-可见分光光度计、制冰机等。

2. 药品　0.75%苯巴比妥钠、0.002%放线菌素 D、生理盐水、50 mmol / L Tris-HCl 缓冲液(pH7.4,含 0.25 mol / L 蔗糖)、50 mmol / L Tris-HCl 缓冲液(pH7.4,含 150 mmol/L KCl,10 mmol/L $MgCl_2$)、CO、连二亚硫酸钠(保险粉)等。

【实验方法与步骤】

1. 动物的预处理　将小鼠随机分成三组:生理盐水组、苯巴比妥钠组以及放线菌素 D 组,每组 10 只。苯巴比妥钠组腹腔注射苯巴比妥钠,剂量为 75 mg/kg,放线菌素 D 组腹腔注射等体积的放线菌素 D,对照组腹腔注射等体积的生理盐水,各组均每日一次,共两日。两组动物均在处死前禁食 12 h。

2. 肝细胞色素 P450 的测定

（1）肝 S9 溶液的制备：将禁食的小鼠称重，断头处死，迅速剖腹取出肝脏，去除胆囊，于 4 ℃生理盐水中洗净血液，用滤纸拭干后称量并记录肝重，取 0.3 g 肝放入 10 mL 具塞塑料离心管中，加 3 mL、4 ℃含蔗糖 Tris-HCl 缓冲液，在冰浴中用高速组织分散机(20000 r/min，约 10 s)制成肝匀浆。离心管配平，放入高速冷冻离心机，4 ℃，10000 r/min，15 min 离心，得到上清液，即肝 S9 溶液。取 2 mL 上清液，加入 6 mL 含 KCl、$MgCl_2$ 的 Tris-HCl 缓冲液并稀释。

（2）测定细胞色素 P450 含量：将上述制备的肝 S9 溶液中通入 CO，每分钟约 100 个气泡，通 1 min。将液体等量转入比色皿中，置于紫外可见分光光度计(普析通用 TU-1901，工作软件 UVWin)中，波长调至 490 nm、450 nm，调零。取出外侧(样品池)比色皿加入保险粉约 3 mg，充分摇匀，再置于紫外可见分光光度计中测定。

（3）结果及处理：计算细胞色素 P450 含量(nmol / g 肝)和肝脏器系数(肝重 g/10 g 体重)并进行统计学处理。

细胞色素 P450 含量的计算公式：

$$P450(nmol/ g 肝)= OD(450-490)/E \cdot L×稀释倍数 \div 0.3$$

式中：E 为摩尔消光系数，$E=0.104$ $cm^{-1} \cdot nmol^{-1}$；稀释倍数为 4；L 为比色皿厚度，1 cm。

【注意事项】

（1）操作要快（为了保护酶的活性）。

（2）需要冰浴（为了保护酶的活性）。

（3）血要放尽（细胞色素 P450 为血红素蛋白，血红素会影响细胞色素 P450）。

（4）胆红素会影响细胞色素 P450 的测定。

（5）通 CO 的速度不能过快或过慢。

（6）肝组织研磨到由血红色变成粉白色为止。

（7）在紫外分光光度计上进行比色测定时，先测放线菌素 D，再测生理盐水，最后测苯巴比妥钠。

【思考题】

（1）细胞色素 P450 在药物代谢转化中的作用是什么？

（2）肝药酶诱导剂与抑制剂的临床意义是什么？

（3）药物的耐受与交叉耐受与肝药酶有何关系？

（4）联合用药应注意哪些问题？

（张玉梅）

第十四章 病例分析

病历一

患者女,35 岁,工人。

主诉:自服药水 1 小瓶,伴昏迷 1 h。

现病史:患者 1 h 前因与家人吵架,自服药水 1 小瓶,把药瓶打碎扔掉,家人发现后 5 min 患者出现腹痛、腹泻、恶心并呕吐一次,呕吐物有大蒜味,逐渐神志不清,病情危重,随即送入医院。患者病后大、小便失禁,全身呈现出汗症状。既往体健,无肝、肾、糖尿病病史,无药物过敏史,无特殊月经史、个人史及家族史。

体检:T 36.5 ℃,HR 60 次/分,R 30 次/分,BP 110/80 mmHg,平卧位,神志不清,呼之不应,皮肤湿冷,肌肉颤动,巩膜不黄,瞳孔针尖样,对光反射弱,口腔流涎,双肺叩诊呈清音,听诊两肺较多哮鸣音和散在的湿性啰音,心界不大,律齐,无杂音,腹平软,肝、脾未触及,肠鸣音亢进,大小便失禁,双下肢无水肿。

化验:血 Hb 125 g/L,WBC $7.4×10^9$/L,N 68%,L 30%,M 2%,Plt $156×10^9$ 个/L。

诊断:急性有机磷农药中毒。

讨论:1. 该患者的诊断依据是什么?

2. 有机磷农药中毒的原理是什么? 可能发生哪些病理生理学的紊乱?

3. 结合你学过的基础医学知识,简述该病的治疗原则。

(金戈 顾静)

病历二

患者女,39 岁,干部。

主诉:多食、多汗、易怒 1 年,劳累后心慌、气短 2 个月。

现病史:患者于 1 年前因工作紧张,烦躁性急、易怒,自觉心慌,常因小事与人争吵,难以自控。同时怕热多汗、失眠,在外就诊服用安神药物,效果不明显。发病以来饭量有所增加,食量由原来的 5 两(250 g)/日增至 1 斤(500 g)/日,体重却较之前下降了 8 kg。睡眠不好,常需服用安眠药。后来逐渐发现双眼突出、梳头困难、蹲下站起时困难,查 T_3 为 600 ng/dL(RIA法),T_4 为 20.5 μg/dL,TSH<0.015 IU/mL,口服他巴唑 30 mg/日,分三次口服,1 个月后病情好转,半年前自行停药,2 个月前再次出现多汗、多食症状,劳累后明显心慌、气短。成形大便每日增为 2 次,小便无改变,近 2 个月来月经较之前量少。既往体健,无结核病或肝炎病史,家族中无精神病或高血压患者。

体检:T 37 ℃,HR 110 次/分,R 26 次/分,BP 110/60 mmHg,发育正常,消瘦,自主体位,

皮肤潮湿,浅表淋巴结不大,眼球突出,眼裂增宽,瞬目减少。口唇无发绀,甲状腺Ⅱ度肿大,质软,未扪及结节,两上极可触及震颤,可闻血管杂音,无颈静脉怒张,浅表淋巴结不大,双肺呼吸音正常,心界稍向左扩大,心律不齐,心尖部可闻及Ⅱ/6级收缩期杂音,腹软,无压痛,肝、脾肋下未及,无移动性浊音,肠鸣音正常,双下肢不肿,双膝、跟腱反射亢进,双Babinski征(一)。

诊断:1. 甲状腺功能亢进症(原发性)。

2. 甲亢性心脏病。

讨论:1. 根据甲状腺激素的生理作用,简述甲亢的患者可能出现的临床表现。

2. 该患者应如何处理?

(金戈 顾静)

病历三

患者男,61岁,干部。

主诉:活动后进行性呼吸困难5年,明显加重伴下肢水肿1个月。

现病史:患者8年前有阵发心悸、气短发作,未做任何治疗。5年前因登山时突感心悸、气短、胸闷,休息约1 h后稍有缓解。以后自觉体力日渐下降,稍微活动即感胸闷、气短,夜间时有憋醒,无心前区痛。曾在当地医院被诊断为"心律不齐",服药疗效不好。1个月前感冒后咳嗽,咳白色黏痰,气短明显,夜间不能平卧、尿少,面部及双下肢水肿而来医院就诊。

既往史:已有高血压病史20余年(170/100 mmHg),未经正规的治疗。无结核病、肝炎病史,无长期咳嗽、咳痰史,吸烟30余年,不饮酒。

体检:T 37.1 ℃,HR 90次/分,R 20次/分,BP 160/96 mmHg,神志清醒,半卧位,口唇轻度发绀,巩膜无黄染,颈静脉怒张,气管居中,甲状腺不大;两肺叩清,双肺底可闻及细湿啰音,心律不齐,心界向左扩大,心尖部可闻Ⅲ级收缩期吹风样杂音;腹软,肝肋下2.5 cm,有压痛,肝颈静脉反流征(+),脾未及,移动浊音(一),肠鸣音减弱;双下肢明显凹陷性水肿。

化验:血常规 Hb 129 g/L,WBC $6.7×10^9$/L,尿蛋白(++),比重1.016,镜检(一),尿素氮(BUN)7.0 mmol/L,肌酐(Cr)113 μmol/L,肝功能谷丙转氨酶(ALT)56 μ/L,总胆红素(TBIL)19.6 μmol/L。

诊断:1. 高血压病Ⅲ期。

2. 高血压性心脏病,心功能Ⅳ级。

3. 肺部感染。

讨论:1. 该患者的诊断依据是什么?

2. 该患者应如何合理治疗?其理论基础是什么?

病历四

患者男性,65岁,退休。

主诉:间断尿频、尿急、尿痛、腰痛和发热32年,复发加重2天。

现病史:患者32年前因骑跨伤后"下尿路狭窄",间断发作尿频、尿急、尿痛,有时伴腰痛、发热,经抗炎和对症治疗后好转,平均每年发作1~2次。入院前2天无明显诱因出现发热,体温达38~39 ℃,无寒战,伴腰痛、尿频、尿急、尿痛,每天排尿约10余次。无肉眼血尿,无水肿,自服氟哌酸无效,为进一步诊治入院。发病来饮食正常、大便正常、睡眠好、体重无明显变化。

既往 47 年前患"十二指肠溃疡",治疗已痊愈,无结核病密切接触史,无药物过敏史。

体检:T 38.9 ℃,HR 120 次/分,R 20 次/分,BP 120/80 mmHg,面色潮红,无皮疹,浅表淋巴结未触及,巩膜不黄,眼睑不肿,心肺无异常,腹平软,下腹部轻压痛,无肌紧张和反跳痛,肝脾未触及,双肾区叩痛(+),双下肢无水肿。

化验:①血常规:Hb 140 g/L,白细胞 28.9×10⁹/L,其中中性分叶核 86%,杆状核 5%,淋巴细胞 9%。②尿液检查:尿蛋白(+)。③镜检:红细胞 5~10/HP,白细胞多数/HP,可见脓细胞和白细胞管型。

讨论:1. 该患者应首先考虑是什么疾病?其诊断依据是什么?

2. 需要与哪些疾病进行鉴别诊断?

3. 可进一步做哪些检查以明确诊断?

4. 该疾病应该如何处理?

病历五

男性,44 岁,工人。

主诉:右上腹痛半年,加重伴上腹部包块 1 个月。

现病史:患者半年前无明显诱因出现右上腹钝痛,为持续性,有时向右肩背部放射,无恶心、呕吐,自服去痛片缓解。1 个月来,右上腹痛加重,服止痛药效果不好,自觉右上腹饱满,有包块,伴腹胀、纳差、恶心,在当地医院就诊,B 超显示肝脏占位性病变。为进一步明确诊治,转我院。患者发病来,无呕吐、腹泻,偶有发热(体温最高 37.8 ℃)、乏力,大小便正常,体重下降约 5 kg。

既往有乙型肝炎病史多年,否认疫区接触史,无烟酒嗜好,无药物过敏史,家族史中无遗传性疾病及类似疾病史。

体检:T 36.7 ℃,HR 78 次/分,R 18 次/分,BP 110/70 mmHg,发育正常,营养一般,全身皮肤无黄染,巩膜轻度黄染,双侧锁骨上窝未触及肿大淋巴结,心肺(一)。腹平软,右上腹饱满,无腹壁静脉曲张,右上腹压痛,无肌紧张,肝脏肿大肋下 5 cm 可及,边缘钝,质硬,有触痛,肝上界叩诊在第五肋间,肝区叩击痛(+),脾未触及,墨菲氏征(一),腹部叩诊呈鼓音,无移动性浊音,听诊肠鸣音 8 次/分,肛门指诊未及异常。

化验:Hb 89 g/L,WBC 5.6×10⁹/L ,HBsAg(+),A/G 为 3.1/3.0,ALT 84 IU/L,AST 78 IU/L,总胆红素(TBIL) 30 μmol/L,直接胆红素(DBIL) 10 μmol/L,碱性磷酸酶 ALP 188 IU/L,谷氨酰转肽酶(GGT) 64 IU/L,甲胎蛋白(AFP) 880 ng/mL,癌胚抗原(CEA) 24 mg/mL。B 超:肝右叶实质性占位性病变,8 cm,肝内外胆管无扩张。

讨论:1. 该患者的诊断和诊断依据是什么?

2. 结合你学过的基础医学知识,患者出现了哪些病理生理学的紊乱?

3. 简述该病的治疗原则。

病历六

患者女性,25 岁,干部。

主诉:面色苍白、头晕、乏力 1 年多,加重伴心悸 1 个月。

现病史:患者一年前无明显诱因出现头晕、乏力,家人发现面色不如从前红润,但能照常上班,近1个月来加重伴活动后心慌,曾到医院检查说血红蛋白低(具体不详),给硫酸亚铁口服,因胃难受仅用了一个月后即自行停药。病后进食正常,不挑食,二便正常,无便血、黑便、尿色正常,经常鼻衄和齿龈出血。睡眠好,体重无明显变化。

既往体健,无胃病史,无药物过敏史。结婚半年,月经初潮14岁,行经7天,月经周期27天,末次月经在半个月前。2年来患者月经量逐渐增多,近半年来更加明显。

体检:T 36 ℃,HR 104次/分,R 18次/分,BP 120/70 mmHg,一般状态好,贫血貌,睑结膜苍白,皮肤黏膜无出血点,浅表淋巴结不大,巩膜不黄,口唇苍白,舌乳头正常,心肺无异常,肝脾未触及。

化验:Hb 60 g/L,RBC 3.0×10^{12}/L,平均红细胞体积(MCV)70 fL,平均红细胞血红蛋白量(MCH)25 pg,红细胞平均血红蛋白浓度(MCHC)30%;白细胞 6.5×10^9/L,中性分叶核70%,淋巴27%,单核3%;血小板 260×10^9/L;网织红细胞1.5%。尿液检查:尿蛋白(-),镜检(-);大便潜血(-);血清铁:50 μg/dL。

诊断:缺铁性贫血。

讨论:1. 该患者的诊断依据是什么?

2. 导致该病可能的原因是什么?还需进一步做哪些检查以明确"缺铁性贫血"的具体原因?

3. 简述其治疗原则。

病历七

患者女性,67岁,退休。

主诉:多饮、多食、消瘦十多年,双下肢水肿伴麻木1个月。

现病史:患者十多年前无明显诱因出现烦渴、多饮,饮水量每日达4000 mL,伴尿量增多,主食由6两(300 g)/日增至1斤(500 g)/日,体重在6个月内下降5 kg,门诊化验血糖12.5 mmol/L,尿糖(+++),服用降糖药物治疗好转。近1年来逐渐出现视物模糊,眼科检查"轻度白内障,视网膜有新生血管"。1个月来出现双下肢麻木,时有针刺样疼痛,伴下肢水肿。大便正常,睡眠差。

既往7年来有时血压偏高,无药物过敏史,无特殊个人史和家族史。

体检:T 36 ℃,HR 78次/分,R 18次/分,BP 160/100 mmHg,无皮疹,浅表淋巴结未触及,巩膜不黄染,双眼晶体稍混浊,颈软,颈静脉无怒张,心肺无异常。腹平软,肝脾未触及,双下肢可触及凹陷性水肿,膝跳反射消失,Babinski征(-)。

化验:血 Hb 123 g/L,WBC 6.5×10^9/L,N 65%,L 35%;血小板 235×10^9/L。尿液检查:尿蛋白(+),尿糖(+++),白细胞0~3/HP;随机血糖13 mmol/L,BUN 7.0 mmol/L。

讨论:1. 该患者诊断为什么疾病?其诊断依据是什么?

2. 需要做哪些检查以进一步明确诊断?

3. 简述其治疗原则。

(金戈 顾静)

第十五章　机能学虚拟实验

第一节　虚拟现实技术与虚拟实验教学

一、虚拟现实技术

虚拟现实(virtual reality，VR)技术产生于 20 世纪 60 年代，VR 一词创始于 20 世纪 80 年代，该技术涉及计算机图形学、传感器技术、动力学、光学、人工智能及社会心理学等研究领域，是多媒体和三维技术发展的更高境界。虚拟现实技术是一种基于可计算信息的沉浸式交互环境，是一种新的人机交互接口。虚拟现实技术采用以计算机为核心的现代高科技生成逼真的视觉、听觉、触觉一体化的特定范围的虚拟环境(virtual environment，VE)，用户借助必要的设备以自然的方式与虚拟环境中的对象相互作用、相互影响，从而产生身临其境的感受和体验。

虚拟(virtual)说明这个世界和环境是虚拟的，是人工制造出来的，存在于计算机内部的。用户可以"进入"这个虚拟环境中，可以以自然的方式和这个环境进行交互。所谓交互是指在感知环境和干预环境中，用户产生置身于相应的真实环境中的虚幻感、沉浸感，即身临其境的感觉。虚拟环境系统包括操作者(用户)、人机交互接口和计算机 3 部分。虚拟现实的主要实现方法是借助必要的装备，实现人与虚拟环境之间的信息转换，最终实现人与环境之间的自然交互与作用。

(一) 虚拟现实技术的定义

1. 狭义的定义　虚拟现实就是一种高端人机交互接口，包括通过视觉、听觉、触觉、嗅觉和味觉等多种通道的实时模拟和实时交互。虚拟现实技术利用计算机图形学构造出酷似真实世界的场景。这个合成世界并不是静态的，它可根据用户输入做出响应。由此定义了虚拟现实的关键特性，即实时交互性。交互性有助于产生沉浸感，即让用户感觉仿佛置身于虚拟世界中一样。

2. 广义的定义　从广义上来讲，虚拟现实可看成对虚拟想象(三维可视化)或真实三维世界的虚拟。即对某个特定环境真实再现后，用户通过接受和响应模拟环境中的各种感官刺激，与其中虚拟的人及事物进行交互，从而产生身临其境的感觉。

如果不限定真实三维世界(如视觉、听觉等都是三维的)，那些没有三维图形的世界，若模拟了真实世界的某些特征，如网络上的聊天室、MUD 游戏等，也可称作虚拟世界、虚拟现实。

(二) 虚拟现实技术的特性

虚拟现实不仅是一种媒体或计算机高端接口，而且包含了解决实际问题的应用。这些应用是由虚拟现实的开发者们设计的计算机程序来实现的，特定的应用程序解决特定的问题，而这种应用模拟或执行后的结果是否更逼真，很大程度上取决于人的想象力。因此，虚拟现实系统具有 3 个重要特征：沉浸感、交互性和想象力，任何虚拟现实系统都可以用这 3 个特征来描述。其中沉浸感和交互性是决定一个系统是否属于虚拟现实系统的关键特征。

1. 沉浸感　沉浸感又称临场感。虚拟现实技术是根据人类的视觉、听觉的生理、心理特点,由计算机产生逼真的三维离体图像,用户通过头盔显示器(head mounted display,HMD)、数据手套(data glove)或数据衣(data suit)等交互设备,便可将自己置身于虚拟环境中,称为虚拟环境中的一员。用户与虚拟环境中各种对象的相互作用,就如同在现实世界中的一样。用户在虚拟环境中,一切感觉都非常逼真。沉浸感是虚拟现实技术最终实现的目标,交互性和想象力是实现这一目标的基础。

2. 交互性　虚拟现实系统中的人机交互是一种近乎自然的交互,用户不仅可以利用计算机键盘、鼠标进行交互,而且能够通过特殊头盔、数据手套等传感设备进行交互。计算机能根据用户的头、手、眼、语言及身体的运动,来调整系统的图像及声音。用户通过自身的语言、身体的动作等自然技术,对虚拟环境中的任何对象进行观察或操作。

3. 想象力　由于虚拟现实系统中装有视觉、听觉、触觉、动觉的传感器及反应装置,因此,使用者在虚拟环境中可获得视觉、听觉、触觉、动觉等多种感知,从而获得身临其境的感受。

(三)虚拟现实系统的组成

具有以上3个特性的虚拟现实系统的基本组成主要包括用户、效果产生器及实景仿真器等,如图15-1所示。

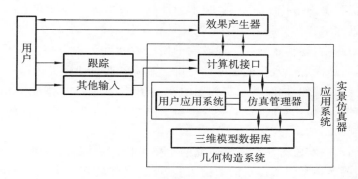

图 15-1　虚拟现实系统的基本组成

1. 效果产生器　效果产生器(effects generator)是完成人与虚拟世界硬件交互的接口装置,包括能产生沉浸感的各类输出装置,以及能测定视线方向和手指动作的输入装置。输入装置是虚拟现实系统的输入接口,其功能是检测用户的输入信号,并通过传感器输入计算机。基于不同的功能和目的,输入设置的类型也有所不同,用来解决多个感觉通道的交互。输出设备是虚拟现实系统的输出接口,是对输入的反馈,其功能是将计算机产生的信号通过传感器发送给输出设备。

2. 实景仿真器　实景仿真器(visual emulator)是虚拟现实系统的核心部分,是虚拟现实的引擎,由计算机软件系统、硬件系统、软件配套硬件(如图形加速卡和声卡等)组成,接受(发出)效果产生器所发出(接受)的信号。

实景仿真器的工作原理是负责从输入设备中读取数据、访问与任务相关的数据库、执行任务要求的实时计算,从而更新虚拟世界的状态,并把结果反馈给输出显示设备。其软件系统是实现技术应用的关键,提供工具包和场景图,主要完成虚拟世界中对象的几何模型、物理模型、行为模型的建立和管理,三维立体声的生成,三维场景的实时渲染以及数据库的建立和管理等。数据库用来存放整个虚拟世界中所有对象模型的相关信息。在虚拟世界中,场景需要实时绘制,大量的虚拟对象需要保存、调用和更新,所以需要数据库对对象模型进行分类管理。

3. 应用系统　应用系统(application system)是面向具体问题的软件部分,用以描述仿真的具体内容,包括仿真的动态逻辑、结构及仿真对象之间和仿真对象与用户之间的交互关系。

4. 几何构造系统　几何构造系统(geometrical structural system)提供了描述仿真对象的

物理特征(外形、颜色、位置)的信息。虚拟现实系统中的应用系统在生产虚拟环境时,要使用和处理这些信息。

值得注意的是,不同类型的虚拟现实系统采用的设备是不一样的。例如,沉浸式虚拟现实系统,其主要设备包括个人计算机(personal computer,PC)、头盔显示器、数据手套、头部跟踪器和三维立体声音设备。

二、虚拟实验教学

医学机能实验是一门培养医学生实验技能操作能力的基础实验课程,也是一门与临床结合的桥梁课程。学生通过机能实验的学习,能够熟练掌握机能学的基本操作技术,如动物的捕拿与固定、称重、给药、麻醉及神经和气管的分离术、动脉(颈总动脉、股动脉)和输尿管插管术、处死法等。因此医学生基本技能的培养是通过传统实验来完成的,传统实验具有不可替代的作用,但是传统实验也存在不足之处。如受实验动物、试剂、器材、实验准备、带教老师、实验场所、时间和一些特殊设备的影响。同时需购买的实验动物、试剂的配置、仪器的检修以及人员的配套,均使实验运作成本一直居高不下。

虚拟实验系统利用网络技术、多媒体技术和计算机技术等多种技术整合而成,其将实验内容、设备、操作有机地融合在一起。数字化教学是将来发展的一个趋势,同时也是对书本教学的补充。利用校园网络,逐步建立起实验教学的网络教育和远程教育。实验者在实验课上不再面对实验动物,而是面对一台智能化的计算机。实验者通过计算机选择适当的实验模型,保证了模型的稳定性、直观性,同时若给定相同的实验条件,实验结果则完全相同。实验者个人也可以充分发挥自己的想象,在给定的实验模型上改变实验条件得出不同的实验数据,达到深层次探讨疾病机制的目的。

掌握一定量的动物实验方法是医学研究的主要手段,也是基础医学机能学实验课的一个主要目的。但是,要熟练掌握一定量的动物实验方法,必然要牺牲大量的动物,在有限的课堂教学时间里,不可能每个学员都有充足的训练机会。而计算机的仿真现实技术可以实现实验动物手术的仿真。实验者在计算机显示器下,对仿真的动物进行手术,似乎就是在进行一次真实的手术,又可以反复练习,反复修改,如此教学,不仅节省了人力、物力、财力,还可使众多的学生都有机会操作,都能熟练掌握实验方法。

网络教学的个体性和交互性能有效地激发学生的学习兴趣,学生可以在校园内任何一个互联网的终端上自学、答疑、查资料,彻底打破了以往"以教师、教材、课堂为中心"的传统教学观念,实施"以学生为主体、以教师为主导、以网络为场所"的教学新模式。学生可以充分发挥自己学习的主动性和创造性,针对自己的学习进度、学习方式,有选择性地学习。网络教学突破了教学过程、教学时间、教学空间的界限,能随时随地地在计算机上解决问题、探索发现、模拟、仿真教学,以增加教学的灵活性和针对性,这种方便、快捷的教育形式,无疑是迈向高等教育信息化的新路径。

(一)建立虚拟仿真实验室的优势

1. 节约机能实验室费用 仿真实验通过在计算机系统中建立的仿真实验环境,使实验者可以像在真实的实验环境中一样运用各种仿真实验器械和设备,对"实验动物或标本"进行仿真操作,完成各种预定的实验项目,起到学习训练的作用。其去除了烦琐的实验准备工作;节省了人力、物力;减少了动物的饲养、试剂的消耗、实验器材的损坏。既可节约实验费用,又能充分调动学生学习的兴趣,培养学生的创造力,锻炼学生的想象力。

2. 提高机能实验室开放性 仿真实验的动态开放模式,使实验器材展示、手术操作视频、生物信号采集成为无限扩展的模块。通过机能学仿真实验,既能解决开放实验时间、场所、设备的限制问题,又能使学生掌握机能学实验的基本方法,了解机能学常用仪器的使用方法,明确实验的基本内容、目的、原理、要求、操作关键步骤及注意事项,使开放实验变得高效、方便、快捷、有趣。

3. 拓展机能实验室实验项目 对于一些不常用的,或者实验课无法进行的实验,可以通过仿真实验来熟悉这些实验,使学生对整个生物体机制有更加全面、深刻的了解。

4. 突破传统实验模式 虚拟实验室使实验不再受时间、空间、实验动物、实验试剂、实验器材等条件的限制,使实验更加方便。

5. 突出实验的自主性 学生可以根据自我需求选择实验,也可以为学生定制实验,强调学生在实验中的主导地位。

6. 是真实实验的重要补充 虚拟实验室提高了真实实验的准确率和实验效果,提高了学生的学习兴趣。仿真实验是在建立的仿真环境中完成的实验,而仿真实验的出现使许多复杂实验的实施更加规范,实验的成功率和实验效果得到较大提高。

7. 充分利用机能实验室电脑、网络、实验仪器等信息化资源 机能实验室在教学手法和手段上开辟了一个新领域,迎合了现代计算机化、网络化的教学模式,提高了学生的计算机操作水平,同时提高了机能实验室网络应用技术水平。

(二)机能学虚拟实验在实验教学中的应用优点

1. 发挥不同的实验教学作用 在机能学实验中,整体动物和离体器官是学生的实验对象,实验操作技术性较强,需要的课时较多,实验中心只能完成教学大纲开设的实验内容。

2. 丰富机能学实验内容 由于实验课时限制,实验动物、实验经费短缺等,导致机能学实验中的一些实验项目无法开设,所以学生对实验操作的需求得不到满足。机能学虚拟实验的运用弥补了传统实验教学的不足,既增加了机能学实验项目,同时也使医学生了解了实验设备,如 Langendorff 离体心脏灌流系统、水迷宫等,开拓了医学生的研究视野,为其进行创新性、设计性实验提供了思路。

3. 规范实验操作技术 虚拟实验系统软件具有开放性的特点,将统一规范的实验技术加入系统,可使学生学到的实验技术标准是统一的。同时,在平时的教学和科研中,教师可以将专业的实验图片、实验录像等加入虚拟实验系统中,扩充系统的实用性,这样教师就可以在长期的教研过程中开发出新的实验项目。

第二节 机能学虚拟实验室建设

一、VBL-100 医学机能虚拟实验室系统概述

VBL-100 医学机能虚拟实验室系统是采用计算机虚拟仿真与网络技术,运用客户/服务器的构架模式,涵盖了 50 多个机能学实验的模拟仿真系统。由于模拟仿真实验无需实验动物、无需实验准备即可帮助学生理解实验的操作步骤以及实验效果,可以作为机能学实验教学的一个有益补充。对教师而言具有辅助教学的作用,对学生而言,则起到对知识的预习、熟悉及强化的作用。该系统由动物简介、基础知识、实验录像、模拟实验、实验考核等部分组成,结构完整、内容丰富。

在虚拟实验室内(图 15-2),教师可以通过投影仪对一些实验的原理和操作步骤进行讲解,学生则可以根据自己对知识掌握的需要进行选择性的学习。虚拟实验室的建立也可对学校机能学实验教学工作起到宣传的作用。

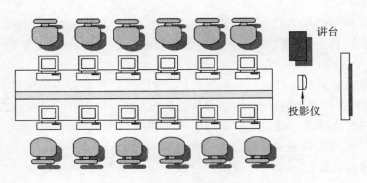

图 15-2　虚拟实验室示意图

二、VBL-100 医学机能虚拟实验室系统结构

1. 总体结构　系统采用服务器/客户机的模式(图 15-3),服务器上主要用于存放素材和进行数据库管理,而客户机则主要用于对素材的表达。

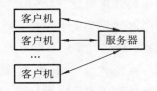

图 15-3　VBL-100 虚拟实验室总体结构示意图

2. 客户结构　用户通过客户机使用该系统进行学习,客户机是用户直接与这套系统打交道的接口,客户机本身相当于一个浏览器,请求并解释从服务器得到的数据,如图 15-4 所示。

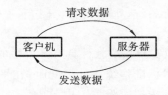

图 15-4　VBL-100 虚拟实验室客户结构示意图

3. 服务器结构　服务器作为虚拟实验系统的数据源,具有提供数据和修改数据两个方面的作用,如图 15-5 所示。

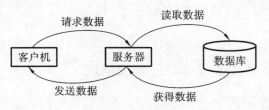

图 15-5　VBL-100 虚拟实验室服务器结构示意图

(1) 提供数据包括接受客户机的请求,然后从数据库中查找数据,并得到数据或数据的详细位置,最后将数据分发给请求的客户机。

(2) 修改数据则包括修改数据、添加数据和检查数据 3 个部分的内容,服务器上提供修改数据的界面,我们可以对数据的内容、访问路径进行修改;添加数据用于添加新的实验内容或数据;检查数据根据数据库的信息检查资源的可用性。

(邱相君　李玉明)

第十六章　设计性实验概述

第一节　设计性实验的概念及意义

设计性实验又称探索性实验,系指采用科学的逻辑思维配合实验方法和技术,对拟定研究的目的(或问题)进行的一种有明确目的的探索性研究。设计性实验以其在教学中呈现的创新性、主体能动性和探索性特色,在培养学生创新能力、科研能力和实践能力等方面有重要作用,已成为各高校创新性教育的有力手段。

医学机能学实验作为基础医学教育的重点课程,其多学科交叉融合的特点和较强的实践性,以及在医学教育中承前启后的作用,使该课程的教学成为促进学生全面掌握医学知识、融会贯通理论、孕育创新意识的重要环节,在该课程中开展设计性实验具有十分重要的意义。

第二节　设计性实验的目的与要求

开展机能学设计性实验课的宗旨在于启发学生应用已学过和掌握的机能学实验知识和技能,进一步调动学生的积极性、主动性,培养学生综合运用知识的能力及创新意识,同时也为其以后的科研工作打下良好的基础。以前机能学实验课学生都是按实验教材内容做实验。为了进一步调动学生学习的主动性,培养学生发现问题、研究问题、分析与解决问题以及科学研究的能力,可安排1~3次设计性实验课。

(1) 第一次讨论实验设计:要求每个学生在课前充分准备,选择好自己想研究的课题,对研究内容和研究方法,根据已掌握的知识和实际所具备的条件,在课外做好实验设计。在课堂上先分小组每人报告自己的实验设计,经小组讨论选出一份较好的设计在全实验室报告,经讨论再选出一份最好的设计,大家提意见使该设计尽可能完善。

(2) 第二次实验实践:每个实验室可选出1~2个较好的实验设计,进行实验研究。实验教学中心尽可能按学生的设计提供实验条件,学生按设计的实验内容具体操作,记录和分析实验结果。如果实验失败,分析失败的原因,提出改进的意见,以争取下次实验能成功;如实验结果与预期结果不符,应分析"意外结果"的原因,是实验的误差还是新的发现,并提出进一步研究的方法,以排除实验误差或确定新的发现。

(3) 第三次根据修订的方案进行第二次实验:在总结第一次实验的基础上,将同实验室数组两次实验结果合在一起,分析由实验结果所能得出的初步结论。有兴趣的同学可将实验结果写成短篇论文。

第三节　设计性实验的基本研究模式

实验设计主要包括实验研究的题目、内容、方法和预期实验结果等。

NOTE

（一）研究题目的选择

课题的好坏决定该研究工作的价值和实验的成功率。课题好坏的标准主要看以下 4 个方面。

1. 创新性 科学研究为创新性的工作，仅仅重复别人的实验不是科研，所以研究的问题必须是别人没有研究过的，或虽有人研究过但还没有结论的问题。因此必须检索国内外有关文献和最新科研资料，以保证课题的新颖性。

2. 研究意义 医学研究是为了阐明生理现象、病理变化、疾病发生与发展的规律和机制、疾病的防治方法、药物的作用机制等，其有一定的理论或实用意义的科学研究才有研究的价值。每一项课题研究的目的应明确，集中解决 1～2 个问题。

3. 科学性 研究的问题必须有一个设想（假说），再设计实验去证明该设想是否正确。设想不是凭空瞎想，而应有一定科学依据，也就是要有科学性。

4. 可行性 必须具备进行该课题研究所需的实验条件，再好的课题如果不具备研究条件也无法进行研究。

（二）研究内容

研究题目是用一句话概括研究目的和研究内容，研究内容则是研究题目的具体化。

（三）研究方法

研究方法应注意的关键问题有下列 5 个方面。

1. 实验对象 实验结果可因动物的种类、性别、年龄等不同而异。有些实验方法对人体有害或会造成痛苦不允许做人体实验，只能做动物实验，选择实验动物应注意实验动物的种系、类别、年龄、体重等，选择适合做本课题研究又较经济的动物。

2. 实验方法 除了动物整体实验（如血流动力学实验等）外，根据研究目的的需要还有离体器官、组织水平的研究（如肺血管张力实验）和细胞分子水平的研究（如培养细胞的实验）。

3. 实验对照分组 要研究一个生理刺激、致病因子或药物对机体的作用必须有未受这些作用的机体作为对照。对照有：①自身对照，即同一个体接受刺激后指标的变化与接受刺激前测定值的比较；②异体对照，为受刺激处理的动物（实验组）指标数据与未受刺激处理的动物（对照组）指标数据相比较。对照组与实验组除了研究的刺激作用不同外，其他实验条件和机体状态等相同。

4. 观察指标 测定的指标不宜很多，应选择能反映该课题研究的生理、病理过程或药效特异性的客观指标。

5. 结果的观察和记录 对实验结果的观察和记录要严谨、细致、客观和实事求是。要重视原始记录，对实验条件和实验过程也要做详细的记录。学生实验设计课时间短，实验条件也有限，所以只能选择一个很小的研究课题。研究课题可以是生理学、病理生理学和药理学理论学习或教学实验中发现的值得研究的问题，也可以是在课外学习中寻找的新颖的课题。

（杨亮）

第十七章　机能学的实验设计

科学实验是揭露事物现象与本质间矛盾的一种方法,通过现象可以认识事物的本质。如果要最有效地进行科学试验,必须采用科学、有效的方法来设计。实验设计(design of experiment,DOE)也被称为试验设计,是以概率论和数理统计为理论基础,经济、科学地进行实验。医学科学研究,其目的在于探索出生物的内在规律,当然也需要科学的设计。

根据现代医学研究的分类(基础医学、临床医学、预防医学和卫生事业管理学)以及研究对象(正常人、病人、实验动物以及自然和社会环境)的不同。医学研究可以分为以下3类:①调查研究:为了解人群的健康状况,研究疾病的分布、患病率、发病率、病死率和死亡率等,研究环境因素的致病或保护作用,结合专业需求进行调查设计。②临床试验:观察和论证某个或某些研究因素对研究对象所产生的影响,多数是选择某病患者作为研究对象。③实验研究:将若干随机抽取的实验对象随机分配到处理组,观察比较不同处理因素的效应,这种研究称为实验研究。广义的实验研究包括动物实验和临床试验。本文主要讨论实验研究的设计,简称实验设计。

第一节　实验设计的基本程序

实验设计是机能学实验中最具有创造性的部分,目的是让学生通过自主设计实验,了解机能学实验研究的基本过程,使学生具有初步的实验研究能力。自主设计实验对学生理解和应用课堂讲授的理论知识,探讨和开创新的医学理论具有重要的作用。

实验设计的基本流程包括:确定实验题目、实验对象、实验药品及器械,设计实验方法与步骤,确定观察指标,进行预实验,观察和记录实验结果,数据统计分析,撰写论文和报告。

一、确定实验题目

课题是科研中的首要问题,课题正确与否决定着实验的成败,故学生在确定课题时一定要注意课题的基本原则和要求,即课题要具有科学性、创造性、可行性和实用性,特别是要注意创造性和可行性的辩证与统一。

1. 科学性原则　课题应建立在前人的科学理论和实验基础之上,符合科学规律,而不是毫无根据的胡思乱想。

2. 创造性原则　课题具有自己的独到之处,或提出新规律、新见解、新技术、新方法,或是对旧的规律、技术、方法加以修改和补充。

3. 可行性原则　课题应切合研究者的学术水平、技术水平和实验室条件,使实验能够顺利得以实施。

4. 实用性原则　课题应具有明确的理论意义和实践意义。选题的过程是一个创造性思维的过程。它需要查阅大量的文献资料及实践资料,了解本课题近年来已取得的成果和存在的问题,找出要探索的课题关键所在,提出新的构思或假说,从而确定研究的课题。但对在校学生而言,由于受到各种条件的限制,其课题范围不宜太宽,条件要求不宜太高。主要应围绕生理、病理生理和药理学所学的理论知识和相关文献进行选择,按照上述原则,在指导教师的指导下进行。比如,对原有实验方法进行改进、建立一种新的动物模型、研究某种药物的作用机制等。

二、设计实验方法与步骤

同样一个实验题目,可因实验方法和步骤设计的差异,而得出迥然不同的结果。因此,要通过实验设计,将实验方法与步骤进行合理的安排。要以科学方法论为指导,按照优选法则加以编排,加速科研进程,缩短科研周期,降低经费支出,提高工作效率。

1. 选择实验对象　机能学实验的研究对象包括人、正常动物和病理模型等的实验动物以及离体器官、组织和细胞等。实验对象的选择应考虑实验目的、内容、方法和观测指标以及各种动物或标本的特点。

(1)根据实验内容选择实验动物。原则上应选择接近于人类而又经济的动物。例如:研究心脏缺血类的实验应该选用猪、猴,因为这类动物的冠状动脉侧支循环与人接近,大白鼠、小白鼠、猫则不适合做动脉粥样硬化模型。猫和鸽有灵敏的呕吐反射,而家兔和其他啮齿动物则不发生呕吐;豚鼠耳蜗较发达,常用于引导耳蜗微音器电位。

(2)根据实验要求选择动物的品种。以纯种动物为佳,且应是健康和营养良好的动物,动物的健康状态可以从动物的活动情况和外观加以判断。如狗、兔等动物有病时,常表现为精神萎靡不振、行动迟缓,毛发蓬乱、无光泽,鼻部皮肤干燥、流鼻水,眼有分泌物或痂样积垢,身上腥臭气味浓重,肛门及外生殖器有稀便、分泌物等。

(3)动物的年龄、体重、性别最好一致。一般选择发育成熟的年幼动物,对性别无特殊要求的动物应雌雄混用,且分组中动物的性别应雌雄搭配。与性别有关的实验,则根据实验内容的需求选择合适性别的动物。

2. 确定样本例数及分组　一般情况下,动物实验每组所需的样本数见表 17-1,也可根据以往资料估算实验例数。

表 17-1 动物实验每组所需的样本数

实验动物	计量资料	计数资料
小型(小白鼠、大白鼠、蟾蜍等)	≥10	≥30
中型(兔、豚鼠等)	≥6	≥20
大型(犬、猫、狗等)	≥5	≥10

在选择实验设计分组时,需要考虑实验设计的 3 大基本原则:对照原则、随机原则和重复原则。根据实验目的和内容的不同选择合适的实验分组。根据对照的不同,实验分组也不同,如表 17-2 所示。

表 17-2 实验分组

实验分组	意义
空白对照组	①对照组不施加任何有意义的处理因素。如在动物实验中,空白对照组可采用与药物处理组相同剂型的物品或赋形剂。 ②临床研究采用安慰剂作对照,采用一种无药理作用的安慰剂,药物剂型或处置上不能为受试对象识别。 ③某些情况下,可采用实验对象经过处理因素前后的自身对照,进行配对样本统计学处理
实验模型组	是另一意义上的空白(阴性)对照组,该组不施加处理因素,但施加某种与处理因素相同的基础实验条件,在此基础上再进行不同实验处理
标准对照组	用现有的标准方法或标准药物作对照,这是评价整个实验控制是否有效的对照,应该引起高度重视,又称为阳性对照
实验处理组	根据实验内容的不同进行的设计分组,是真正欲得出结论的实验分组。实验处理组的组数根据研究内容与目的的不同而不同。例如:新药的临床前药理学研究,最少需要 3 个剂量组

三、确定实验注意事项

在实验设计中,应注意以下 6 个事项。

1. 条件一致 在实验设计中各种处理因素本身的条件必须前后一致,如电刺激的强度、频率、波宽,药物的剂量、剂型、给药途径、批号等。

2. 量效关系 如果处理因素与某种反应或实验结果间存在内在联系,这些因素之间不仅表现出因果关系,而且也存在一定的量效关系。例如:观察电刺激与肌肉收缩的关系时,就应测试不同刺激强度、刺激频率时肌肉的收缩反应。

3. 测试定标 实验结果有无变异,变异是否有显著性差异,不仅有客观的、严格的标准,而且测试的标准必须准确,因此实验前应将测试仪器进行认真的定标。

4. 观察指标 反映实验对象所发生的生理现象或病理现象的标志。所选定的指标应具有特异性、客观性、重复性、实验设备灵敏性、数据精确性和可行性。

5. 全程观察 由于处理因素的作用常常有一个时间过程,有快有慢,所以应观察实验全程。

6. 统计处理 数据必须经过统计学处理,才能判断哪些差异是有显著性的。

四、确定观察指标

观察指标首先要能反映被研究问题的本质,具有专一性。其次是指标必须可用客观的方法取得准确的数据,如血压、血糖、体重等,而愉快、麻木、头昏等则属主观感觉,即难定性,更不宜定量。另外,还需明确指标测定的具体步骤,包括标本采集(时间、样本量)、样本处理、测定方法和仪器使用等。

五、进行预实验

开展预实验,是在实验准备完成以后对实验的"预演"。其目的在于检查各项准备工作是否充分,实验方法和步骤是否切实可行,测试指标是否稳定可靠,而且可初步了解实验结果与预期结果的差距,从而为正式实验提供补充、修正的意见和经验,是实验必不可少的重要环节。

NOTE

六、观察和记录实验结果

观察是对客观事物或现象有意识的、仔细的知觉。观察不仅通过人的感官,而且广泛借助仪器设备进行。观察时应注意系统性、客观性和精确性,观察到的结果也应注意做系统、客观和准确的记录,记录可通过文字、数字、表格、图像、照片、录音、录像、影片等方式。在进行实验设计时,实验记录的格式也要同时设计完成,以便保证实验有条不紊地进行,以免遗漏重要的观察项目,同时便于整理统计分析结果。实验记录一般应包括以下 5 个方面。

(1)实验样本的条件如动物的种类、标记、编号、体重、性别等。

(2)实验药物的条件如药物的出处、批号、剂型、浓度、剂量、给药途径等。

(3)实验环境的条件如时间、温度等。

(4)实验步骤及方法。

(5)观察指标变化的数据或原始描记图等。

七、数据统计分析

略。

八、撰写论文和报告

略。

第二节　实验研究的概念与要素

一、实验研究的概念与意义

实验研究是一种受控制的研究方法,通过一个或多个变量的变化来评估它对一个或多个变量产生的效应。机能学实验教学的目的不仅是进一步巩固和加深对已学的基础理论知识的理解和掌握,更重要的是培养学生在实验中的动手能力和在所学基础理论知识的基础上,运用实验方法进行初步科学研究的能力。从整个研究过程来看,实验设计是中心环节,是实验过程的依据,是实验数据获取和处理的前提,是实验研究质量保证体系的关键。一个科学、严密、合理的实验设计可使研究工作顺利、有序地进行,避免不必要的损失和失败,收到事半功倍的效果。机能学实验设计与实施应在教师指导下由学生分组完成,学生需查阅文献、设计、完成开题报告、进行实验操作、整理并总结实验结果、撰写短篇研究论文,有兴趣的同学可以撰写文献综述。

二、实验研究的要素

科研课题完成以后,要在查阅大量资料的前提下进行实验设计,应根据研究的目的确定处理因素、实验单位和实验效应。实验设计的这 3 大要素一般也会体现在每个研究题目当中。

1. 处理因素(treatment factor)　研究者根据研究目的欲施加或欲观察的,能作用于实验单位并引起直接或间接效应的因素,又称实验因素。无论是单因素还是多因素,实验研究的处理因素可以是人为设置的,如某种手术方法、不同温度、各种射线、电刺激等物理因素;药物、营养液、毒素等化学因素;寄生虫、细菌、真菌、病毒等生物因素。处理因素也可以是客观存在的,如观察野罂粟中总生物碱含量与不同采摘月份的关系,"不同月份"就是该实验的"处理因素",而这个处理因素是客观存在的而不是人为实施的。在实验过程中,无论选用哪一种处理因素都应注意以下几个问题:①处理因素的标准化。在整个实验过程中,处理因素要适宜、稳定。例如,药物的批号、仪器的参数等应在整个实验中保持不变,否则实验结果之间的比较没有意义。②处理因素水平的划分要适宜。在一个实验中,处理因素水平的划分过少难以提高实验的广度、深度及效率,过多又会导致方法繁杂,难以控制。一般分 2~3 个等级即可,如药物剂量可分为高、中、低 3 个水平。③对非处理因素的控制。如在进行离体肠管实验时,要观察药物对离体肠管收缩活动的影响,而离体肠管所处的水浴温度这一非处理因素对实验结果会产生影响,这就要求水浴温度在整个实验过程中要保持恒定。

2. 实验单位(experiment unit) 处理因素作用的客体,也就是接受一种处理并做实验观察的基本单位。实际上实验单位所代表的就是根据研究目的而确定的研究目标的总体。一般情况下一个实验单位即为一个受试对象。大部分机能学实验研究不能直接在人体上进行,因此受试对象以动物为主,有时也以人体为受试对象。受试对象的选择在机能学实验中是非常重要的,它对实验结果有着非常重要的影响。

3. 实验效应(experimental effect) 处理因素作用于受试对象产生的反应或结果。实验效应是通过观察指标的变化来反映的,而实验的观察指标要与实验方法相关联。按性质不同可将实验方法分为机能学方法、形态学方法等。按学科特性又可分为生理学方法、药理学方法、生物化学方法、生物物理学方法、免疫学方法等。按范围可分为整体综合方法(清醒动物、麻醉动物、病理模型动物的方法)、局部分析法。按水平可分为整体、器官、细胞、亚细胞、分子、量子水平方法等。在确定实验方法时,应根据实验目的、研究内容、经费预算及实验条件等因素认真选择,既要保证实验的先进性、创新性,又要考虑实验的协同性和实用性。

第三节 实验设计的类型

机能学实验共有 3 个实验类型:预备实验、决定性实验、正式实验。

1. 预备实验 在正式实验之前对所选课题进行的初步实验。有了预备实验所得的实验结果或经验,可以对原始实验设计进行必要的补充、修正,这是对完善实验设计和保证研究成功必不可少的重要环节。通过预备实验可以确定实验动物的种类和例数、修正分组方案、改进实验方法和观察指标、调整确定适宜的处理因素强度或药物剂量、熟悉实验技术、发现值得研究的线索等。

2. 决定性实验 也是在正式实验前进行的,但与预备实验不同,它是一个总的关键性实验,用以检验假说的准确性。如果认为假说是正确的,就可以开始准备进行正式实验,如果认为假说是不正确的,就应马上停止实验,重新进行分析、论证。

3. 正式实验 经过上述两个步骤已经积累了足够的经验,具备了充足的实验条件,就可以按照预先的设计进行正式实验,正式实验必须有明确的目的和严谨的实验设计作保证。

第四节 实验设计的原则与方法

为确保实验设计的科学性,除了对实验对象、处理因素、实验效应做出合理的安排外,还必须遵循实验设计的 3 个原则,即对照、随机、重复的原则。

一、对照的原则

所谓对照就是要设立参照物。在比较的各组之间,除处理因素不同外,其他非处理因素应

NOTE

尽量保持相同,从而根据处理与不处理之间的差异,了解处理因素带来的特殊效应。通常实验应设有实验组和对照组,按统计学要求二者的非处理因素应当完全相同。如实验动物要求种属、性别、年龄相同,体重相近;实验的季节、时间和实验室的温度、湿度也要一致;操作的手法前后要相同,行为学实验还要求实验者不要更换等。只有这样,才能消除非处理因素带来的误差,实验结果才能说明问题。

根据实验研究的目的和要求不同,可选用不同的对照形式,常用的对照形式如下。

1. 空白对照　又称正常对照,是指在不加任何处理的"空白"条件下或给予安慰剂及安慰措施进行观察对照。例如,观察生长激素对动物生长作用的实验,就要设立与实验组动物种属、年龄、性别、体重相同的空白对照组,以排除动物本身自然生长的影响。

2. 标准对照　用标准值或正常值作为对照,以及在所谓标准的条件下进行观察对照。如要判断某人血细胞的数量是否在正常范围内,就要通过计数红细胞、白细胞、血小板的数量,将测得的结果与正常值进行对照,根据其是否偏离正常值的范围做出判断。这时用的正常值就是标准对照。

3. 实验对照　在某种有关的实验条件下进行观察对照。如要研究切断迷走神经对胃酸分泌的影响,除设空白对照外,尚需设假手术组作为手术对照,以排除手术本身的影响。假手术组就是实验对照。

4. 自身对照　用同体实验前资料作为对照,将实验后的结果与实验前的资料进行比较。这种同体实验前后资料的对比,称为自身对照。例如,用药前与用药后的对比。

5. 相互对照　又称组间对照。不专门设立对照组,而是几个实验组、几种处理方法之间互为对照。例如,3种方案治疗贫血,3个方案组可互为对照,以比较疗效的好坏。

二、随机的原则

在实验研究中,随机化是提高均衡性的一个重要手段,也是资料统计分析时进行统计推测的前提。即所研究总体中的每一个个体都有同等的机会被分配到任何一个组中去,分组的结果不受人为因素的干扰和影响。同时,实验操作的顺序也应当是随机的,通过随机化的处理,可使抽取的样本能够代表总体,减少抽样误差;还可使各组样本的条件尽量一致,消除或减小人为的组间误差,从而使处理因素产生的效应更加客观,便于得出正确的实验结果。例如,进行一个药物疗效的实验,观察某种新的抗生素对呼吸道感染的治疗效果,实验组和对照组复制同一程度的呼吸道感染模型,然后给予实验组新的抗生素,对照组给予等量生理盐水。如果动物的分配不是随机进行,把营养状态好和体格健壮的动物均放在实验组,把营养和体格较差的动物放在生理盐水对照组,最后得到的阳性实验结果并不能真正反映药物的疗效,很可能是由动物体格差异所致。

随机化的方法很多,主要有下列几种,研究者可根据实验内容视具体情况而定。

(1) 简化分层随机法:常用于单因素小样本的一般实验。即将同一性别的实验动物按体重排序,按从小到大的顺序随机分组。在同一个实验中体重不宜相差过大。一种性别的动物分配完成后,再分配另一性别的实验动物。实验中各组动物性别应一致。

(2) 完全随机法:主要用于单因素大样本的实验。先将样本编号后,按统计专著所附的随机数字表,任取一段数字,依次分配各样本。然后按这些新号码的奇偶(分2组时)或除以组数后的余数(分2组以上时)作为分配归入的组次。最后再同前随机调整,以使各组样本数达到均衡。

(3) 均衡随机法:在实验研究中,均衡性是要求各组间除了处理因素外,其他可能产生混杂效应的非处理因素在各组(对照组和实验组)应尽可能保持一致。不仅需要对重要因素进行均衡,使各组基本一致,而且对次要因素也要按随机方法处理。例如,对小鼠的体重及性别均衡,先按雌雄分层放置 2 笼,再按体重分成"雌重、雌轻、雄重、雄轻"4 层,每层小鼠再按随机法分到 A、B、C3 组,此时各组中的雌雄轻重均基本一致,而其他因素亦得到随机处理。

三、重复的原则

重复是指各处理组及对照组的例数(或实验次数)要有一定的数量。若样本量过少,所得的结果不够稳定,其结论的可靠性也差。如样本过多,不仅增加了工作难度,而且造成了不必要的人力、财力和物力的浪费。为此,应该在保证实验结果具有一定可靠性的条件下,确定最少的样本例数,以节约人力和经费。

关于样本含量估计的方法可参考《卫生统计学》。在机能学实验中,通常根据文献资料、预实验结果以及结合以往的经验来确定样本含量。例如,要研究侧脑室注射组胺对胃酸分泌的影响,设对照组(脑室注射人工脑脊液)、实验组。实验组又分组胺组、H_1 和 H_2 受体阻断剂组及 H_1 受体阻断剂+组胺组和 H_2 受体阻断剂+组胺组等共 6 组,每组 10 只动物,那么,完成这项实验就要 60 只动物。重复的第二层意思是指重复实验或平行实验。由于实验动物的个体差异等原因,一次实验结果往往不够准确可靠,需要多次重复实验方能获得可靠的结果。通过重复一方面可以估计抽样误差的大小,因为抽样误差(即标准误)大小与重复次数成反比。另一方面是可以保证实验的可重复性(即再现性)。实验需重复的次数(即实验样本的大小),对于动物实验而言(指实验动物的数量)取决于实验的性质、内容及实验资料的离散度。一般而言,计量资料的样本数每组不少于 5 例,以 10~20 例为好,计数资料的样本数则需每组不少于 30 例。

(张铁山)

第十八章 医学论文的写作

第一节 一般要求

一、医学论文的含义及其重要性

医学论文撰写必须遵循客观、真实的原则,以供同行参阅和借鉴论文提供方法、解决实际问题的思路,从而取得良好的社会和经济效益,推动医学事业向前发展。医学论文大致可分为综述、病例报告、研究论文、技术论文、信件、评论和会议报告等几类,根据论文内容的不同,需选择合适的类型。综述是研究人员对感兴趣领域的文献归纳总结出的最新成果;技术论文则侧重于运用图像、照片或插图给人更直观的印象介绍创新的手术方式;信件类文章可用于表达对已发表论文的质疑或提出个人观点;案例报告是针对一系列类似病例或者罕见病例而撰写的,或者更全面地描述文献中的已报道病例。研究型论文工作量大,需要分析、收集的实验数据以支持需论证的观点,论文撰写要求结构严谨,层次清楚;撰写论文要求语言通顺,用词准确,基础医学科研通常需采用此类型的论文。本章主要介绍研究型论文写作,一般分为引言、方法、结果和讨论几大部分。

二、实验报告的书写格式

题目:

署名:

摘要:

关键词:

引言:

方法:

结果:

讨论:

参考文献:

附加项(表格、图片):

第二节 各项具体内容的写作

一、题目

题目不需写成有主语、谓语、宾语的完整句型,用词切忌冗长繁杂,但应符合医学词语规范,应力求简短精练,一般不超过 20 个字。好的论文题目应引人入胜,对全文含义有一个明确的概念,尽可能囊括全文内容,包括研究对象、处理方法和检测指标等 3 个基本要素。准确表达论文的特定内容,实事求是地反映研究的范围和深度,但也不应过于笼统和简短,例如,将"双氢青蒿素和顺铂"缩写成"顺铂",题目虽短,却不能反映文章主题,突出研究特色。

二、署名

署名便于著者检索,分为集体署名和个人署名。(GB 7713-87《科学技术报告、学位论文和学术论文的编写格式》)规定第一作者应是研究工作的主要设计者、执行者及论文的主要撰写人,对论文主要内容能承担全部责任,并能给予全面解释和答辩的人员;指导者一般列于最后,但均需征得本人同意。个人署名每篇文章一般不超过 6 人,且为撰写论文人员,或参加研究工作并做出贡献的人员。单位一般指作者在撰写本文时工作的单位,署名位置应居文题之下,居中书写,并与作者署名之间留一空格。单位署名的数量一般不超过 3 个,单位名称前还应标明邮政编码。指导、协作、审阅者可列入致谢中。

三、摘要

摘要(abstract)与正文同样重要,包括中文摘要和英文摘要。摘要是整个论文的灵魂和精髓,对论文进行了提炼和高度浓缩,通常读者参阅论文摘要后,才会更进一步去了解论文的详细内容。中文摘要一般在 300~500 字之间,英文摘要内容需与中文摘要基本一致(600 个实词左右)。摘要不加小标题,不分段落,不举例证,不用图、表、化学结构式。摘要应简明扼要地说明本研究的目的(解决的问题和研究的宗旨)、基本步骤和方法(说明实验范围、研究时间、对象和方法等)、主要发现(研究内容中的主要结果,包括数据和统计学检验结果)和结论(关键的论点)以及经验教训和应用价值。着重说明研究工作的创新和发现,将研究中最具特色的内容和最独到之处反映出来。

四、关键词

关键词(key words)能鲜明而直观地表述文献论述或表达的主题,利于计算机收录、检索和储存,使读者便于了解论文主题。选好关键词必须明确全文的内容和特点,对标题、目的、序言、结果和结论进行提炼、筛选,每一个关键词都应能表征某个或某一方面的确切含义。尽管有些检索词确实准确、清晰、完整地提示了要检索对象的主题,但由于这些检索词写作不符合关键词的一般写作要求与规范,检索时就将遗漏掉许多与该论文密切相关的文献,这关系到该论文被检索的概率和该成果的利用率。每篇论文可选 3~5 个关键词,关键词应置于摘要之下,顶格写"关键词"三个字,留一空格后列出文中的关键词。

五、引言

引言(前言、序言)是正文的开场白,应短小简明,开门见山,围绕问题收集资料并研究资料,简要叙述研究此项工作的起因和目的,叙述国内外研究进展状况和研究动态,提出问题,并强调此项工作的必要性和重要性,阐明研究目的和研究意义。在叙述国内外现状时,避免过多引用文献,仅简要地提出与本项研究直接联系的成果和需解决的问题,不得贬低他人的成就。引言在关键词下一行空两格后书写,撰写时不必写"引言"二字,一般不超过 200 字。

六、材料与方法

材料与方法(materials and methods)用于介绍论文的实验设计、实验操作步骤和方法、数据收集和统计方法,为其提供充足的信息使实验具有可重复性,并保证实验的真实性。其中材料与方法主要包括以下内容。

（1）实验对象：动物、细胞或病例等。

①动物：名称、品种、数量、来源、性别、年龄、分组标准与方法。

②微生物或细胞：种、型、系、株、培养条件和实验室条件。

③临床病例：入选标准、排除标准，来源、数量、性别、年龄、病程及病理诊断等，并做统计学分析，排除干扰结果的因素。

（2）实验仪器：仪器设备生产厂家、名称、型号、操作方法。

（3）实验材料：药品和试剂的名称、成分、规格、纯度、来源、出厂时间、批号、浓度、剂量、给药方法、途径和用药总量。

（4）实验方法与条件：实验方法若是在前人的基础上加以改进的方法需详细陈述。

①临床病例：观察指标、药物名称、剂量、治疗方法及疗程等。

②手术与标本：麻醉方法、手术名称及标本制备过程。

③实验室：实验记录手段、观察指标、注意事项、方法改进及依据。

（5）统计学方法：根据收集数据的种类不同，需选用不同的统计方法，常用的统计软件为SPSS。

七、结果

结果（results）是研究成果的结晶，是论文的价值所在。描述从数据收集和分析中总结的信息，可以用图表形式强调实验结果，包括对该信息的初步解释，结果叙述应尽量保持简洁。但涉及统计结果的数据要包括绝对数和相对数。

1. 结果的内容

（1）数据不用原始数据，要经统计学处理。

（2）图表用于显示规律性和对比性。

（3）照片能形象、客观地表达研究结果。

（4）文字对数据、图表、照片加以说明。

2. 结果的写作要求

（1）按实验所得到的事实材料进行安排，可分段、分节，可加小标题。

（2）解释客观结果，不要外加作者的评价、分析和推理。

（3）结果要真实，不可将不符合主观设想的数据或其他结果随意删除。

（4）因图表和照片所占篇幅较大，能用文字说明的问题，尽可能少用或不用图表或照片。

八、讨论

讨论是论文的重要组成部分，是对所研究的资料进行归纳、概括和探讨，并提出自己的见解，评价其意义。要根据有关文献资料和实验观察所得的资料，整合实验结果，运用辩证唯物主义的观点，围绕自己想表达的论题展开讨论。讨论的内容一般包括：①对实验观察过程中各种数据或现象的理论分析和解释；②比较自己的结果与他人结果的异同，并解释其原因；③实验结果的理论意义及对实践的指导作用和应用价值；④作用机制或变化规律的探讨。并讨论实验中的限制和不足，及未来的研究方向。那些在实验中没有得到证实或未完全证实的观点，应该讨论为什么会得出不同于别人的结论，并从中得到新启示，但不能断言自己的研究结果正确，而别人的研究结果错误。

九、参考文献

研究性论文通常需要引用其他出版物或出版论文的观点，需列出论文所需的参考文献。参考文献的引用格式和数量也因期刊不同而不同，通常需要注明文献的出处、作者、题目、杂志名称、卷、期、页数和年代等。

十、附加项

附加项目包括文章主体部分未出现的内容或辅助材料,通常是附加图表,或进一步澄清主要文本中提到的某些方法及与文章对应的图表。图表需要清晰、可读性强、分辨率高,能帮助解释实验结果。但服务论文的附加项绝对不能使用已发表论文中的图表。

(张子英)

参 考 文 献

［1］　于军,张晓,梅爱敏.机能学实验[M].武汉:华中科技大学出版社,2013.

［2］　胡还忠,牟阳灵.医学机能学实验教程[M].4版.北京:科学出版社,2017.

［3］　闫剑群.机能学实验[M].3版.北京:高等教育出版社,2015.

［4］　杨芳炬,王玉芳.机能学实验[M].3版.北京:高等教育出版社,2016.

［5］　娄岩.虚拟现实与增强现实技术概论[M].北京:清华大学出版社,2016.

［6］　周玖遥,曾南.药理学实验 [M].北京:中国医药科技出版社,2015.

［7］　谭毓治,周玖遥.药理学实验指导[M].北京:科学出版社,2012.

［8］　李丽静,张浩,侯微.药理学实验操作技术[M].北京:北京科学技术出版社,2016.

［9］　刘培庆.药理学实验实训教程[M].北京:科学出版社,2016.

［10］　臧林泉,韦锦斌.药理学实验[M].2版.北京:科学出版社,2018.

［11］　王萍,周红宇.临床药理学实验教程 [M].杭州:浙江大学出版社,2010.

［12］　孟凯,孙波,罗肖,等.TBL与虚拟实验系统结合在机能学实验中的探索[J].基础医学教育,2017,19(4):307-309.

［13］　张金娟,熊英,叶兰,等.机能学实验课程中开展设计性实验的探索与实践[J].卫生职业教育,2017,35(7):96-97.

［14］　吕慧明.虚拟仿真实验教学平台在护理机能学实验教学中的应用[J].教育教学论坛,2016,44:273-274.

［15］　杨锐,王元元,陶静,等.虚拟实验在机能学实验教学中的应用[J].包头医学院学报,2017,33(2):106-107.

［16］　梁向艳,张璟,邢金良,等.医学机能虚拟实验教学的现状及发展趋势[J].中华医学教育探索杂志,2016,15(2):185-188

［17］　胡爱萍.机能药理学实验教程[M].杭州:浙江大学出版社,2004.

［18］　吕燕萍,曾玲晖.药理学实验[M].杭州:浙江大学出版社,2013.

［19］　俞丽霞.药理学实验[M].杭州:浙江大学出版社,2004.

［20］　叶春玲.药理学实验教程[M].广州:暨南大学出版社,2007.

［21］　温瑞兴,肖向茜.药理学实验教程[M].北京:北京工业大学出版社,2014.

［22］　钱之玉.药理学实验与指导[M].北京:中国医药科技出版社,1996.

全国高等医学教育课程创新
"十三五"规划教材

系统解剖学	人体解剖学实验
局部解剖学	形态学实验（组织学与胚胎学分册）
生理学	形态学实验（病理学分册）
病理学	★ 医学机能学实验教程
人体寄生虫学	病原生物学与免疫学实验
医学免疫学	生物化学与分子生物学实验
药理学	基础化学
组织学与胚胎学	有机化学
生物化学与分子生物学	医学统计学
病理生理学	预防医学
医学微生物学	流行病学
医学生物学	医学伦理学

策划编辑◎周 琳　责任编辑◎汪婷美　封面设计◎原色设计

本书附赠数字资源增值服务
1.本书留白处附有对应二维码
2.扫码即可获取相关数字资源

华中科技大学出版社 医学图书分社

E-mail：medhustp@126.com

ISBN 978-7-5680-5522-2

9 787568 055222 >

定价：32.00元

华中出版

天猫书城